Bechheim · Faszientraining

Yvonne Bechheim

# Schmerzfrei und beweglich durch Faszientraining

2., durchgesehene Auflage

Limpert Verlag Wiebelsheim

Bildnachweis: Sofern nicht anders angegeben, stammen die Fotos von Yvonne Bechheim und Peter Bauersachs.
Fotolia: Großes Titelfoto: Sabine Hürdler; S. 8: 7activestudio; S. 9: Sebastian Kaulitzki; S. 12: fotoliaxrender; S. 14 oben: Robert Kneschke; S. 14 unten: high_resolution.



**Bibliografische Information der Deutschen Nationalbibliothek**
Die Deutsche Nationalbibliothek verzeichnet diese Publikation in der Deutschen Nationalbibliografie; detaillierte bibliografische Daten sind im Internet über http://dnb.d-nb.de abrufbar.

2., durchgesehene Auflage

www.limpert.de



Druck und Verarbeitung: TZ-Verlag & Print GmbH, Roßdorf
Printed in Germany/Imprimé en Allemagne
ISBN 978-3-7853-1988-8

# Inhaltsverzeichnis

# Vorwort

Ein Umdenken beginnt! Neueste wissenschaftliche Studien belegen, dass die Faszien eine weitaus größere Bedeutung haben, als bislang angenommen. Sie sind nicht eine unbedeutende Bindegewebsschicht, die den Muskel umhüllt, sondern ein aktives Netzwerk, welches großen Einfluss auf die Muskulatur hat.

Faszien sorgen für eine bessere Durchblutung der Muskulatur, die dadurch leistungsfähiger und widerstandsfähiger wird. Verkleben unser Bindegewebe und damit unsere Faszien, verlieren die Muskeln an Elastizität. Folglich kommt es zu Verspannungen, Beweglichkeitseinschränkungen und Ganzkörperschmerzen.

Das vorliegende Buch behandelt wesentliche Aspekte zum Thema „Faszien“, angefangen von den physiologischen Grundlagen der Muskulatur und des Bindegewebes bis hin zum Dehn-Kraft- und Entspannungstraining. Dabei wird auch auf die neusten Erkenntnisse des führenden Faszienforschers Deutschlands, Dr. Robert Schleip, eingegangen.

Das Buch soll Übungsleitern, Trainern, Lehrern, Referendaren, Physiotherapeuten und Sportbegeisterten die Notwendigkeit eines gezielten Faszientrainings aufzeigen. Mit den vielfältigen Übungen können abwechslungsreiche Trainingsstunden durchgeführt werden. Gerade in Bezug auf die Planung einer Kursstunde ist es besonders hilfreich, praxisbezogene Übungen mit jeweils einem Handgerät vorliegen zu haben. So sind in dem Buch bis zu 10 Übungen mit ein und demselben Kleingerät dargestellt worden. Zur besseren Verdeutlichung werden jeweils die Ausgangs- und Endpositionen erklärt. Insgesamt hat der Leser einen vielfältigen Übungspool mit gängigen Handgeräten, die jedoch vielseitig ausgetauscht und verändert werden können.

Danken möchte ich an dieser Stelle besonders Christa Peißinger, die nicht nur als Model parat stand, sondern auch als Geschäftsführerin des Ambulanten Rehazentrums Erding die Räumlichkeiten für die Fotoaufnahmen zur Verfügung stellte. Mein Dank gilt ebenso Gertrud Bauersachs und meiner Tochter Nicole für die Energie und den Zeitaufwand beim Modell stehen. Weitere Hilfestellung bekam ich vom Fotografen Peter Bauersachs, der mitverantwortlich ist für die schönen Fotoaufnahmen. Die Firma TOGU, in Prien am Chiemsee, trägt mit ihren vielfältigen Kleingeräten einen großen Beitrag zum Gelingen des Buches bei und unterstützt das gesundheitsbewusste Training.

# 1 Physiologische Grundlagen

Wer sich mit Faszientraining auseinandersetzt, sollte die Funktionsweise unserer Muskulatur und unseres Bindegewebes (Faszien) kennen. Sie gehören untrennbar zusammen – so wie ein Deckel zum Topf – und sind für alle Bewegungen unseres Körpers mitverantwortlich. Sind unsere Faszien verklebt oder funktionsuntüchtig, hat das Konsequenzen für die Muskelarbeit. Denn nicht zuletzt überträgt das Bindegewebe die Muskelkraft auf unseren Organismus.

Die moderne Medizin hat in den vergangenen Jahren enorme Fortschritte in Bezug auf die Wirkungsweise der Muskulatur und Faszien gemacht. Nach aktuellen Untersuchungen und Aussagen von Experten, zum Beispiel Dr. Robert Schleip, Leiter der Fascia Research Group der Universität Ulm, spielen gerade die Faszien hinsichtlich unserer Leistungsfähigkeit und Gesundheit eine gravierende Rolle. Deshalb müssen unsere Faszien gezielt trainiert werden, um beweglich und schmerzfrei – besonders in Hals, Nacken, Schultern und Rücken – zu bleiben und zu werden.

## 1.1 Die Muskulatur

Der Mensch hat mehr als 600 verschiedene Muskeln, die bis zu 50 Prozent des Gesamtkörpergewichtes ausmachen. Betrachtet man den Muskel unter dem Mikroskop, sieht man entweder quergestreifte, glatte Muskulatur oder die Herzmuskulatur. Diese einzelnen Muskeln oder Muskelgruppen sind jeweils umhüllt von Bindegewebe.

Die **glatte Muskulatur** ist vorrangig im Magen, im Darm, in der Haut und in den Gefäßwänden auffindbar. Dieses Gewebe wird von unserem Nervensystem gesteuert, ist unserem Willen nicht unterworfen und somit praktisch unermüdlich. Auch die **Herzmuskulatur** können wir nicht bewusst beeinflussen. Das Herzmuskelgewebe ist, wie der Name schon sagt, im Herz. Sie besteht aus quergestreifter Muskulatur und ist nicht steuerbar, das heißt unwillkürlich. Der Herzmuskel ist der leistungsfähigste Muskel in unserem Organismus und ermüdet kaum.

Für sportliche Bewegungen ist die **quergestreifte Muskulatur** verantwortlich. Hierbei handelt es sich um die **Skelettmuskulatur,** die steuerbar und beeinflussbar ist. Sie spielt eine zentrale Rolle für die Bewegung, da ohne eine kräftige Skelettmuskulatur und damit verbundene Bindegewebsstrukturen keine Bewegung möglich ist.

Dadurch, dass der Muskel am Ende dünner und zur dehnbaren Sehne wird, kommt es zur Verbindung mit dem Knochen. Es entsteht eine sinnvolle Muskelvernetzung mit dem Knochenapparat, da sich mindestens zwei Muskeln über ein Gelenk ziehen und dieses bewegen. Aufgrund dessen, dass sich ein Muskel zusammenzieht (Kontraktion) und nachgibt (Dehnen), wird er auch als Motor unserer Bewegungen bezeichnet.

Aber nicht nur für Bewegungen, sondern auch für die Statik und Körperhaltung sind unsere Muskeln von unermesslichem Wert. Sie sind für unsere aufrechte Körperhaltung mitverantwortlich, genauso wie unser Bindegewebe.

Die Skelettmuskulatur besteht aus 70–80 Prozent Wasser, 10–20 Prozent Eiweiß und 5 Prozent Elektrolyten. Allerdings verändern sich diese Werte je nach Leistungsstand, körperlicher Belastung und Ernährungsgepflogenheiten. Der Aufbau der Muskulatur selber ist immer gleich. Jeder Skelettmuskel existiert aus einer Vielzahl von Muskelfaserbündeln, die von Bindegewebe umhüllt sind. Jedes Faserbündel besteht wiederum aus Muskelfasern und diese wiederum aus mehreren hundert parallel verlaufenden Myofibrillen. Jede Myofibrille besteht aus hintereinander geschalteten Sarkomeren, die indirekt für die Kontraktion verantwortlich sind.

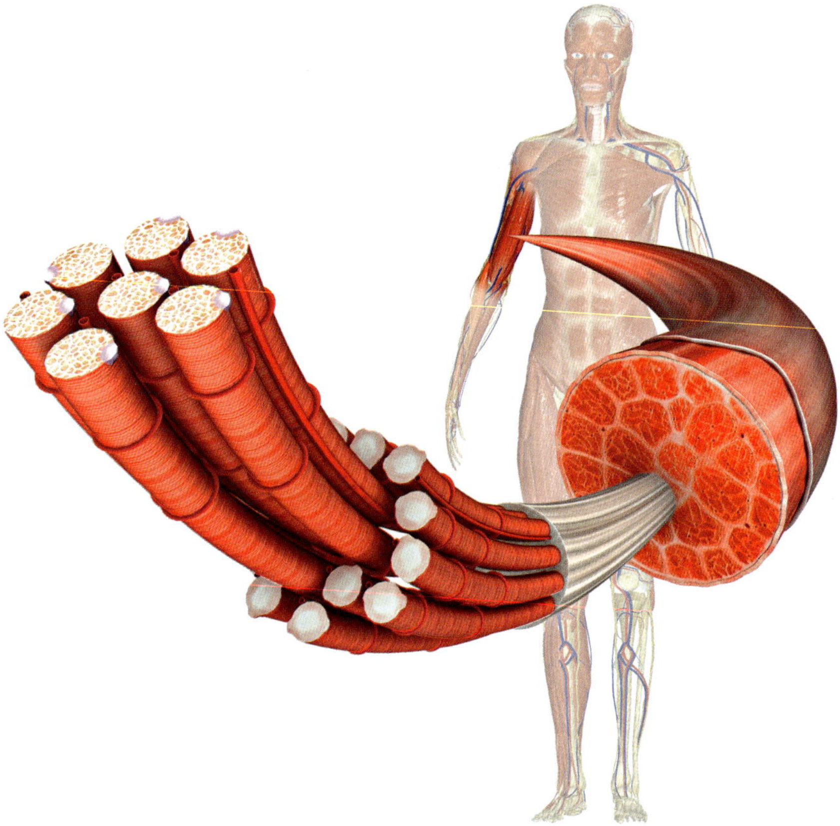

## Aufgaben der Skelettmuskeln

- Sie bewegen die Gelenke und Knochen
- Sie sind mitverantwortlich für den aufrechten Gang
- Sie üben eine Art Stoßdämpferfunktion auf den Skelett-Bandapparat aus
- Sie sind verantwortlich für das Gehen, Liegen, Sitzen und Stehen
- Durch dosierte Muskelbewegung können wir zum Beispiel ein Glas abstellen oder eine Hantel hoch- und runterheben
- Durch Muskelarbeit entsteht Energie und somit auch die Körperwärme

## 1.2 Die Tiefenmuskulatur

Vergleich Oberflächenmuskulatur und Tiefenmuskulatur

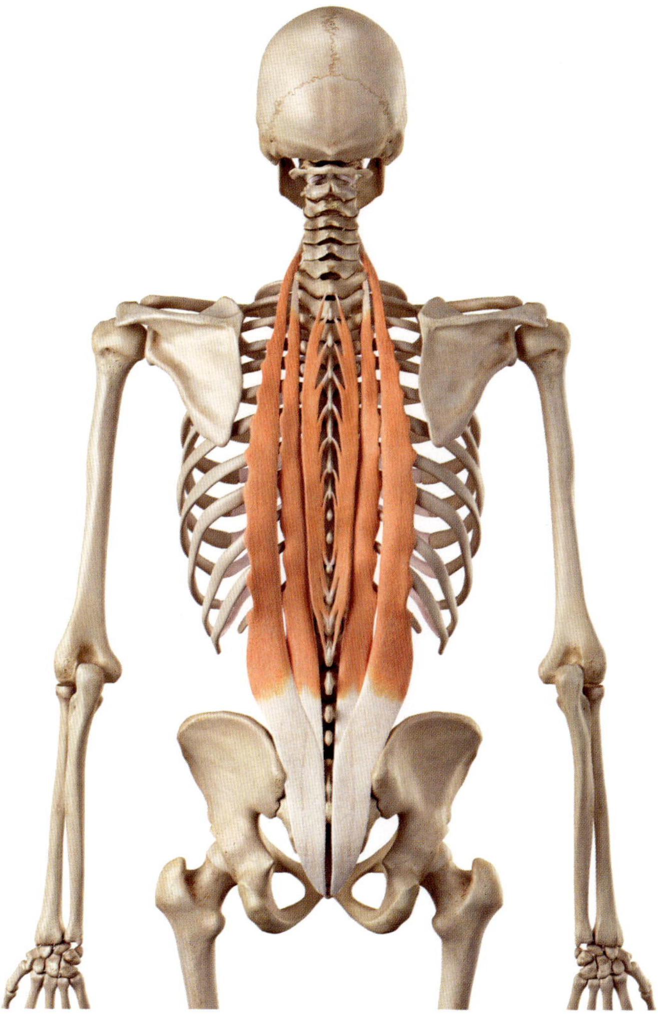

Wie der Name schon sagt, befindet sich die Tiefenmuskulatur in der „Tiefe“. Hier handelt es sich um die unteren Muskelschichten, die unseren Körper stabilisieren und für alle Alltagsbewegungen benötigt werden.

Im Gegensatz zu den großen Muskelgruppen – Bauch-, Brust- und Rückenmuskulatur – handelt es sich bei der stabilisierenden Tiefenmuskulatur um kleine, in der Tiefe liegende Muskulatur. Oftmals wird diese tiefe Muskelschicht vernachlässigt und nur die Oberflächenmuskulatur trainiert. Somit treten häufig im Hals-Nacken-Schulter-Bereich und im Rücken Probleme auf. Gerade durch Bewegungsmangel und überwiegend sitzende Tätigkeiten, zum Beispiel am Arbeitsplatz, am Computer, im Auto, wird die Tiefenmuskulatur vernachlässigt und verliert ihre Stützfunktion.

Abhilfe kann ein gezieltes Tiefenmuskeltraining schaffen. Hier werden spezielle Muskelreize gesetzt, die die Leistungsfähigkeit der unteren Muskelschichten gewährleisten. Anders als die großen Muskelgruppen lässt sich die Tiefenmuskulatur nämlich nicht willentlich anspannen, weshalb ein spezielles Training erforderlich wird. Ganz wichtig dabei sind kleine, schnelle Schüttelbewegungen, „Mini-Moves", die zum Beispiel mit Brasils oder Flexi-Bar optimal ausgeführt werden können. Das Training mit solchen Impulsen erreicht sehr effektiv die kleinen, tiefer gelegenen Muskeln und beugt Verspannungen und Schmerzen vor.

Auch die Tiefenmuskulatur ist mit Bindegewebe umhüllt. Wenn wir also unsere Tiefenmuskulatur trainieren, sprechen wir auch unsere Faszien an.

### Tipps zum Tiefenmuskeltraining

- Körperspannung aufbauen
- Atemrhythmus – bei Belastung einatmen und Entlastung ausatmen
- Kontrollierte Schüttel-Bewegungen („Mini-Moves") ausführen
- Vielfältige Kleingeräte nutzen (z. B. Brasil, Flexi-Bar)
- Auf stabilen Stand achten

## 1.3 Die Faszien

***„Ein gesundes Bindegewebe ist biegsam wie ein Bambus, reißfest wie ein Zugseil und ermöglicht federnde Bewegungen wie bei Gazellen"*** (Dr. Robert Schleip)

Der Begriff Faszie kommt vom Lateinischen „Fascia" und bedeutet so viel wie Bündel oder Band und ist unser muskuläres Bindegewebe. Neue wissenschaftliche Studien sagen, dass es eine große Faszie gibt, die den ganzen Körper umhüllt, und dass Sehnen, Bänder, Kapseln eine Spezialisierung unseres Bindegewebes sind. Da, wo der Organismus die Faszie am nötigsten benötigt und sie am meisten benutzt wird, verdickt sich diese einzige Faszie bandartig zu einem kollagenen faserigen Gewebe, wie zum Beispiel unsere Achillessehne.

Anders als bei Muskeln oder Knochen, wo wir die genaue Anzahl in unserem Körper kennen, spricht man jetzt von einer Ganzkörperfaszie mit hundert verschiedenen Verdickungen, Taschen oder Bindegewebshäuten. All das sind unsere Faszien – ein Ganzkörperanzug ohne Anfang und ohne Ende.

Die **oberflächlichen Faszien** befinden sich im Unterhautgewebe und sind verschiebbar. Sie umschließen zum Beispiel Blutgefäße, Nerven und Lymphe. Aufgaben dieses Fasziengewebes sind, das Wasser und Fett zu speichern und als Stoßdämpfer zu dienen. Sie zeichnen sich durch eine enorme Dehnfähigkeit und Elastizität aus.

Die **tiefen Faszien** sind oftmals festes und großflächiges Gewebe, das dem Körper Stabilität gibt. Sie ummanteln Muskeln und Knochen und zu ihnen zählen zum Beispiel die Fußsohle (Plantarfaszien), Handinnenseite (Palmarfaszie), Knochenhaut (Periost) und Bänder, Sehnen und Kapseln. Im Vergleich zu den oberflächlichen Faszien sind sie nicht so elastisch und dehnbar. Dafür ist das tiefe Fasziengewebe mit vielen Sinneszellen ausgestattet und verantwortlich für Schmerzwahrnehmung, Bewegungsänderungen und Temperaturschwankungen.

Auch unsere Organe sind von Faszien umhüllt, den **Organ-Faszien** (viszeralen Faszien). Diese sind für die Eingliederung und Aufhängung der Organe zuständig. Ähnlich wie die tiefen Faszien sind die viszeralen Faszien weniger elastisch als die oberflächigen, dafür aber auch mit sensorischen Rezeptoren ausgestattet, die zum Beispiel auf Bewegungsänderungen oder Schmerz reagieren.

Ganz allgemein sind unsere Faszien von unsagbarem Wert. Sie verbinden alle Bauteile des Körpers miteinander, als großes zusammenhängendes Netzwerk. Außerdem übertragen sie die Kräfte von einem Muskel zum anderen und formen, stützen und schützen (z. B. vor Überbelastungen) unseren Organismus.

***Wenn man alles aus unserem Körper entfernen würde, außer dem Fasziengewebe, so würde trotzdem die Form unseres Körpers erhalten bleiben – ein „Körper im Körper“.***

## Wie können wir uns die Faszien vorstellen?

Faszie ist das Bindegewebe, das jedes Organ und jeden Muskel umhüllt. Sie wird von Eiweiß, Kollagen und Wasser gebildet und enthält kaum Blutgefäße, dafür aber viele Nervenenden, Rezeptoren und Lymphflüssigkeit. Sie ist eine Art elastische Hülle, die den gesamten Körper ummantelt und ihm seine anatomische Form gibt. Vergleichbar mit einem Stück Hähnchenfleisch: Die oberflächliche dünne, weiße Haut ist die Faszie, die das Fleisch zusammenhält.

Die biegsamen und reißfesten Faszien bilden ein Netzwerk durch unseren gesamten Körper und sind dafür verantwortlich, dass unser Organismus als ein kompaktes System zusammenbleibt. Nur dadurch, dass die Faszien als Formgeber die erforderliche Körperspannung zulassen, sind Laufen, Gehen, Stehen und Sitzen überhaupt möglich.

## Welche Funktionen haben Faszien?

Die Faszien geben dem Körper seine Struktur, speichern das Wasser und das Fett im Körper und wirken wie ein Gleitfilm für ein müheloses Bewegen der Muskeln und Organe. Außerdem schützen und unterstützen sie unseren Organismus.

Nach Krankheiten und Verletzungen sind sie maßgeblich am Heilungsprozess beteiligt und helfen, Bakterien und Krankheitserreger abzuwehren. Faszien dienen als Stoßdämpfer und sind an der Körperwahrnehmung (z. B. Schmerzen) beteiligt.

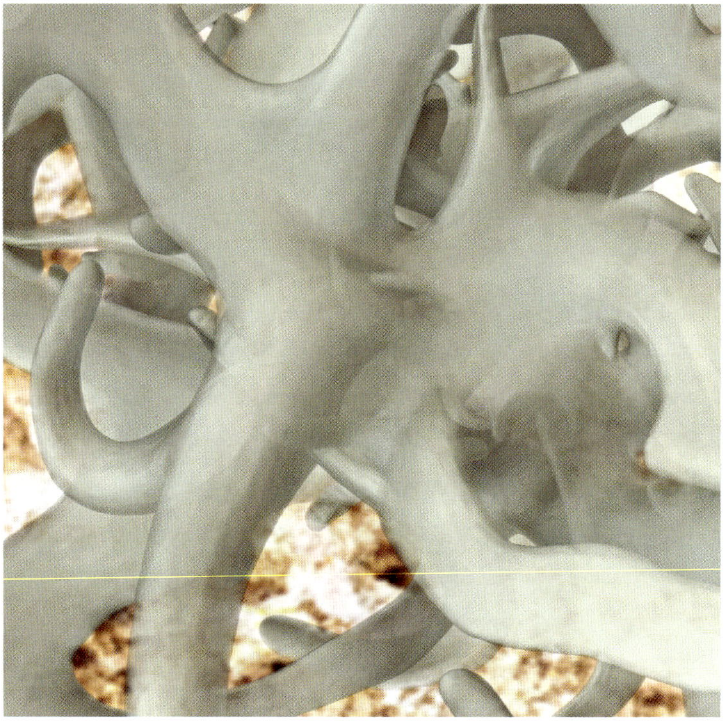

Neuerdings gelten nicht Muskulatur und Knochen, sondern die Faszien als wahrer Grund für Rückenschmerzen. Es wird vermutet, dass durch kleine Risse, Wunden oder Verklebungen im Bindegewebe die falschen Signale zur Muskulatur gegeben werden. Die Folge liegt auf der Hand. Der Muskel verkrampft und arbeitet nicht mehr korrekt.

Letztendlich bilden Muskulatur und Faszien eine funktionelle Einheit. Beides kann man nicht voneinander trennen, denn beide arbeiten zusammen und sind verantwortlich für eine fließende und rhythmische Bewegungsausführung.

## Gesunde Faszien

Gesunde und trainierte Faszien beugen Verletzungen und Schmerzen vor.
- Sehnen und Bänder sind belastbarer
- weniger Arthrose
- beugt Muskelverletzungen vor
- weniger Kreuz-, Nacken- und Schulterschmerzen
- kein Fersensporn
- jugendliches, straffes Aussehen
- aufrechte Körperhaltung

Das Stiefmutter-Dasein der Faszien hat endlich ein Ende. Die neuen Forschungsergebnisse erklären, warum Yoga, Qi Gong, Akupunktur und Massagen wirkungsvolle Methoden sind, um Krankheiten vorzubeugen und zu heilen.

Schon in den 1950er Jahren wurde über die Bedeutung des Bindegewebes in unserem Körper diskutiert. Die US-Biomechanikerin Dr. Ida Rolf setzte sich mit dem Bindegewebe und dessen Funktionen in Zusammenhang mit körperlichen Beschwerden auseinander. Sie war der Meinung, dass der Mensch eine natürliche Auf- und Ausrichtung hat, die durch äußere Einflüsse gestört werden kann. Folge sind vielfältige Beschwerden, darunter auch Hals-Nacken-Verspannungen und Rückenschmerzen. Sie war der Ansicht, dass für diese Leiden nicht die Muskulatur, sondern das Bindegewebe verantwortlich ist. Somit müssen die Faszien behandelt werden, um wieder beschwerdefrei zu werden; denn die Faszien geben dem Körper die Form, bilden ein Netzwerk durch den ganzen Körper, sind für die Blutversorgung verantwortlich und liefern ständig Informationen über Haltung, Bewegungsabläufe und Körperspannung zum Gehirn. Ida Rolf charakterisierte das Fasziengeflecht als „Organ der Form“ und entwickelte spezielle Handgriffe, die mit der Gleitfähigkeit und Elastizität des Fasziengewebes arbeiten. Diese spezielle Behandlungsmethode wird „Rolfing“ genannt und ist eine Art Massage kombiniert mit Körperübungen. Ziel ist, den Körper wieder in ein Gleichgewicht zu bringen, damit die aufrechte Haltung, bewegliche Gelenke, rhythmische Bewegungen und fließende Atmung gewährleistet werden.

**INFO „Rolfing“**

Rolfing ist eine manuelle Therapieform, die meistens in mehreren Anwendungen von einem qualifizierten Therapeuten – dem „Rolfer“ – durchgeführt wird. Ziele sind es, Verspannungen und Schmerzen zu lindern und dadurch ein körperliches und seelisches Gleichgewicht zu erlangen. Verklebte und verhärtete Bindegewebsschichten werden durch Massagen gelöst. Darüber hinaus werden Körperhaltung und Atmung durch spezielle Übungsformen verbessert. Die Rolfing-Methode eignet sich vor allem bei Rücken-, Kopfschmerzen und Arthrose.

Heute weiß man, dass Ida Rolf Recht hatte. Inzwischen können mit Mikrokameras und Ultraschallgeräten Faszien im lebenden Körper erkennbar gemacht werden. Glaubten die meisten Wissenschaftler früher noch, dass das Bindegewebe nur ein lebloser, starrer Füllstoff ist, weiß man jetzt, dass es elastisch und veränderbar und damit trainierbar ist.

| | **FRÜHER** | | | **HEUTE** | |
|---|---|---|---|---|---|
| **Muskulatur** | = | Wichtig | | **Muskulatur** | = Wichtig |
| isoliert | ↓ | | UMDENKEN → | ↕ | Einheit |
| **Faszien** | = | Unwichtig | | **Faszien** | = **Wichtig** |

# 2 Schmerzfrei und beweglich im Alltag

Bis ins hohe Alter beweglich und schmerzfrei zu sein – das ist der Wunsch eines jeden. Wer will schon beim Socken anziehen oder Schuhe schnüren auf die Hilfe anderer angewiesen sein? In jungen Jahren macht man sich leider meist keine Gedanken darüber, aber gerade hier sollte man schon mit einem täglichen Beweglichkeitstraining beginnen. Zwar ist die Beweglichkeit bis ins hohe Alter trainierbar, dann aber auch zeitintensiver.

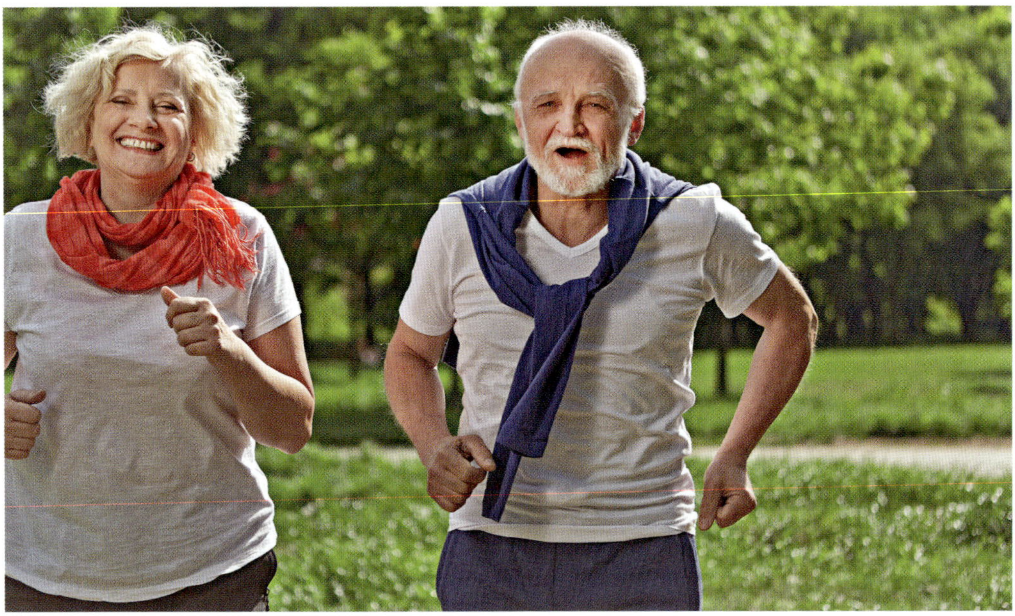

Es gilt also, noch bevor der Ein- und Ausstieg in die Badewanne schwer fällt, sich um seinen eigenen Körper intensiv zu kümmern, damit Schmerzsyndrome gar nicht erst auftreten können.

Die Wahrheit sieht aber häufig anders aus: Mehr als die Hälfte der Deutschen klagen über Rücken-, Schulter- und Hüftschmerzen, die sich oftmals organisch nicht diagnostizieren lassen. Vermehrt werden diese Schmerzen mit Altersverschleiß, Arthrose oder als psychosomatische Erkrankung allzu schnell abgetan. Aber vielleicht steckt eine ganz andere Ursache hinter diesen Schmerzen.

Leider hat die heutige Zeit einen großen Nachteil. Sie macht uns unbeweglich. Anders als vor 100 Jahren hat uns die moderne Technik einen beträchtlichen Umfang an körperlicher Aktivität genommen. Heutzutage verbringen wir die überwiegende Zeit am Computer, am Schreibtisch, im Auto, oder auf dem Sofa – also in sitzender und vorgebeugter Position. Vorbei ist es mit dem Nomadenleben längst vergessener Zeit. Hier war man ständig auf den Beinen und in Bewegung. Um zu überleben, mussten Nahrung besorgt und Hütten gebaut werden, was einem täglichen Ganzkörpertraining entspricht. Vergleicht man diese Lebensweise mit heute, muss erschreckend festgestellt werden, dass wir für die Nahrungsbeschaffung längst nicht so viel Energie verbrauchen, wie wir mit dem Essen aufnehmen. Dies ist ein Grund, warum unsere Gesellschaft übergewichtig ist und ein massiver Bewegungsmangel vorherrscht.

Das ganze Dilemma fängt schon im Grundschulalter an. Ab Schulbeginn beginnen die Kinder, lange zu sitzen und sich weniger zu bewegen. Immer mehr nimmt das Arbeiten am PC zu, was den Rundrücken fördert. Wann kann denn ein Schulkind einmal aufstehen und durch den Klassenraum gehen? Unvorstellbar, da der Unterricht ja gestört würde. Beim Schulsport wird dann noch am ehesten gespart und die motorischen Fähigkeiten nehmen immer mehr ab. Der Teufelskreis nimmt seinen Lauf: Wenig Bewegung und langes Sitzen fördern die schlechte Haltung. Eine falsche Belastung der Wirbelsäule führt zu Rückenschmerzen und wenn das Kreuz schmerzt, bewegt man sich noch weniger.

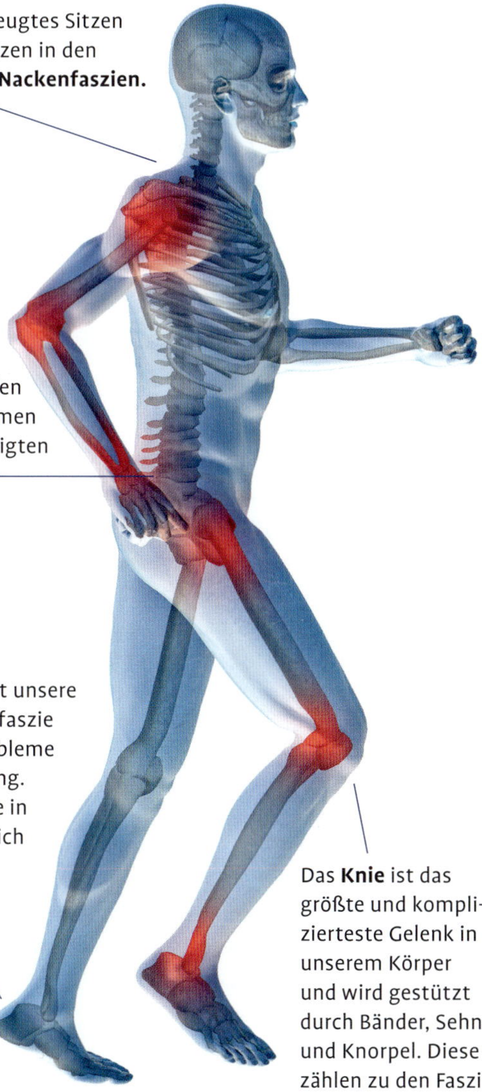


Leider passt sich unsere Muskulatur dieser Schonhaltung an und die Rückenmuskulatur wird verkürzt. Auch unser Fasziengewebe, welches unsere Muskeln durchdringt und ummantelt, wird in Mitleidenschaft gezogen. Es verklebt und wird unelastisch. Diese weißen Fasern gelten neuerdings als Ursachen bisher unerklärbarer Schmerzen und Krankheiten. In Fachkreisen werden sie sogar als „Netzwerk des Lebens" und „Geflecht der Gesundheit" tituliert. Sind ihre positiven Eigenschaften, Gleitfähigkeit und Elastizität durch Inaktivität in Mitleidenschaft gezogen, können unerträgliche Schmerzen auftreten.

Um wieder schmerzfrei und beweglich zu werden, müssen wir nicht nur unsere Muskeln und Gelenke trainieren, sondern auch unser Fasziengewebe. Mit Muskel- und Faszientraining bekommt man hartnäckige Verspannungen und scheinbar nie aufhörende Schmerzen wieder in den Griff.

## 2.1 Training der Kraft

Ganz allgemein wird unter Kraft die Fähigkeit verstanden, bestimmte Widerstände zu überwinden, zu halten oder ihnen nachzugeben. Ein Beispiel: Will man Hanteln hochheben, so muss zuerst einmal die Erdanziehungskraft überwunden werden. Dann hält man die Gewichte in einer gewissen Position, um sie danach wieder langsam herunterzulassen. Für all diese Bewegungen benötigt der Organismus eine gewisse Kraftfähigkeit.

Kraft ist aber wesentlich mehr als nur die Fähigkeit, möglichst hohe Gewichte entgegen der Erdanziehungskraft zu stemmen. Kraft ist Lebensqualität!

### Wofür benötigen wir Kraft?

- Erhaltung und Steigerung der allgemeinen Leistungsfähigkeit und damit des allgemeinen Wohlbefindens
- Erhöhung der Knochenfestigkeit und dadurch Vorsorge gegen Osteoporose
- Schutz der Gelenke und damit weniger Arthrose
- Entlastung der Wirbelsäule und Bandscheiben und damit weniger Rückenschmerzen
- Vorbeugung des altersbedingten Muskelabbaus
- Kräftigung des Band- und Kapselapparates
- Verringerung der Körperfettmasse und dadurch besseres Erscheinungsbild
- Verletzungsprophylaxe und Schlagschutz

### Gut zu wissen!

Im Laufe des Lebens nimmt die Muskelkraft immer mehr ab. Meistens ist dies eine Folge von Inaktivität. Wer schon einmal länger im Bett gelegen hat, kennt das Gefühl, nach der Genesung erst einmal „Pudding“ in den Beinen zu haben. Auch nach einem Gipsverband müssen die Muskeln an der entsprechenden Stelle zunächst langsam wieder aufgebaut werden. Unser Körper arbeitet nämlich sehr energiesparend. Alles, was er meint, im Moment nicht zu benötigen, baut er ab. Das heißt, etwa bei einer längeren Krankheit, kommt es schnell zu einem Muskelschwund und die Muskelmasse nimmt ab. Damit verbunden ist die Abnahme der Muskelkraft, was zu einer Schwächung des ganzen Körpers führt. Denn Kraft ist nötig, um zu gehen, zu arbeiten oder Sport zu treiben. Ohne die Muskeln des Rumpfes, die unseren Oberkörper stabilisieren, würden wir auf dem Stuhl zusammensinken. Ohne Kraft sind Haltungen und Bewegungen außer dem Liegen gar nicht möglich.

Deshalb ist es wichtig, egal wie alt man ist, ein dosiertes und gesundheitsbewusstes Krafttraining durchzuführen. Denn gezieltes Krafttraining stärkt Muskeln, Knochen, Gelenke sowie Bandapparat und ist nicht immer gleichbedeutend mit Bodybuilding à la Arnold Schwarzenegger. Wichtig ist, dass die Gelenke und Bänder nicht überfordert und überlastet werden. Beim Freizeit- und Gesundheitssportler geht es in der Regel darum, das allgemeine Wohlbefinden zu stärken und präventive Vorsorge gegen Krankheiten und einen Leistungsabfall zu betreiben. Somit dient das Training dazu, eine bestimmte Leistung zu erhalten oder zu erhöhen.

### Was muss beim Krafttraining beachtet werden?

Krafttraining lässt sich entweder mit verschiedenen Kleingeräten (zum Beispiel Brasils, Powerband, Redondoball), mit speziellen Kraftmaschinen (zum Beispiel Bauchmaschine, Brustpresse, Ruderzug), Großhanteln, Seilzügen oder dem eigenen Körpergewicht (zum Beispiel Liegestütz, Slingtraining) durchführen. Um eine optimale Anpassung der Muskulatur zu erreichen, ist mindestens ein zweimaliges Training pro Woche unerlässlich. Nur so kann sich der Organismus an die positive Wirkung des Krafttrainings gewöhnen und Nutzen aus dem Training ziehen.

- Je höher die Gewichte, um so sinnvoller ist ein Aufwärmtraining (z. B. Ergometer)
- Mit wenig Gewicht beginnen und langsame Gewichtssteigerung
- Bevor das Gewicht erhöht wird, die Wiederholungszahl steigern
- Genügend Pausen einlegen
- Saubere und korrekte Bewegungsausführung
- Keine ruckartigen, sondern fließende und rhythmische Bewegungen ausführen

## 2.2 Training der Beweglichkeit

Mit Beweglichkeit ist die mögliche Bewegungsamplitude in den Gelenken gemeint. Häufig werden auch als Synonyme Gelenkigkeit, Biegsamkeit und Dehnfähigkeit genannt.

Das Ziel des Beweglichkeitstrainings ist es, sich in möglichst viele unterschiedliche Richtungen zu bewegen und dies mit einem großen Bewegungsspielraum. Außerdem soll die Dehnfähigkeit von Muskulatur, Bindegewebe, Kapseln, Bändern und Sehnen verbessert werden.

Wir unterscheiden eine allgemeine und eine spezielle Beweglichkeit. Bei der allgemeinen Beweglichkeit meint man die Gelenkigkeit in allen wichtigen Gelenken wie zum Beispiel Schulter- und Hüftgelenk, Knie- und Fußgelenk und Wirbelsäule. Es soll eine umfassende Dehnfähigkeit im ganzen Körper erzielt werden. Bei der speziellen Beweglichkeit bezieht sich die Beweglichkeit auf ein bestimmtes Gelenk. So benötigt ein Schwimmer eine hervorragende Gelenkigkeit im Schultergürtel und ein Hürdenläufer eine ausgeprägte Dehnfähigkeit im Hüftgelenk.

Im Gesundheits- und Freizeitsport will man mit dem Beweglichkeitstraining keine leistungsorientiere Vollkommenheit. Vielmehr möchte man ein normales physiologisches und gesundes Bewegungsausmaß erreichen.

Wir benötigen eine gewisse Beweglichkeit für viele Alltagssituationen. Ohne die Beweglichkeit in den Gelenken, Muskeln und im Fasziengewebe würden einem viele Bewegungen im Alltag sehr schwer fallen.

### Wofür brauchen wir eine gute Beweglichkeit?

- Beim Autofahren
- Beim Mantel an- und ausziehen
- Beim Socken anziehen
- Beim Schuhe schnüren
- Etwas vom Schrank holen

### Gut zu wissen!

Im Alter nimmt die Beweglichkeit ab. Dieses ist ein natürlicher Prozess, weil Sehnen und Bänder ihre Elastizität verlieren. Gerade die Muskulatur und die Faszien, als einheitliches Organsystem, sind den altersbedingten Veränderungen besonders ausgesetzt. Es kommt demzufolge zu einer Abnahme der Dehnungsfähigkeit aller beteiligten Strukturen.

Das Gute ist, dass man durch regelmäßiges Training diese altersbedingten Vorgänge hinausschieben kann. Dem Sprichwort „Wer rastet, der rostet" kommt eine ganz entscheidende Bedeutung entgegen. Wer nichts tut, der „rostet" – wird steif und ungelenkig!

Unsere Gelenke werden von Muskeln und Bindegewebe überzogen. Sie bewirken, dass sich ein Gelenk bewegt. Wenn wir unsere Muskulatur und unser Bindegewebe schonen, dann sieht der Organismus nicht mehr die Notwendigkeit, den vollen Bewegungsumfang oder die Elastizität aufrechtzuhalten.

Das heißt, unsere Faszien verkleben und unser Muskel verkürzt sich, weil unsere Muskulatur abgebaut wird. Folge ist, dass der Bewegungsspielraum eingegrenzt wird. Wir können zum Beispiel unseren Arm nicht mehr so weit nach hinten führen, um einen Mantel anzuziehen oder uns bücken, um die Schuhe zu binden. Die Lebensqualität nimmt rapide ab! Denn Bewegung ist Leben und gleichbedeutend mit Veränderung. Nur wer bereit ist, etwas zu verändern, kann letztendlich etwas bewegen.

## Was muss beim Beweglichkeitstraining beachtet werden?

Beweglichkeitstraining kann entweder mit Kleingeräten (zum Beispiel Redondoball, Powerball) oder dem eigenen Körper durchgeführt werden. Anders als beim Krafttraining sollte Beweglichkeitstraining jeden Tag durchgeführt werden – egal ob morgens früh noch im Bett oder am Abend auf der Couch. Es gibt 1000 Möglichkeiten, sich in Bewegung zu bringen.

- Täglich dehnen, aber schonend
- Als Warm-up und Cool-down
- Qualität geht vor Quantität
- Auf Vorschädigung an Muskeln, Knochen und Gelenken achten
- Das Auftreten von stechenden Schmerzen ist zu vermeiden
- Von Kopf bis Fuß dehnen
- Nicht übertreiben, sonst wird die Muskulatur instabil

# 3 Sinn und Zweck der Ganzkörperfitness

Sportliche Betätigung übt nachweislich einen positiven Einfluss auf unseren Organismus aus. Besonders das Herz-Kreislauf-System, der Stoffwechsel, die Muskelkraft und nicht zuletzt die seelische Ausgeglichenheit und die körperliche Belastungsfähigkeit werden unzweifelhaft verbessert.

Aber auch wenn wir Sport treiben, sind wir nicht gänzlich vor Verletzungen und Erkrankungen geschützt. Häufig liegt es am falschen Training oder einer Überbelastung, sodass Verstauchungen, Bänderrisse oder Kreuzschmerzen vermehrt auftreten können. Deshalb streben wir im Gesundheits- und Freizeitsport eine Ganzkörperfitness an. Hier wird der ganze Körper gekräftigt und beweglich gemacht. Folglich ist es wichtig, dass nicht nur unsere Muskulatur, sondern auch unsere Faszien trainiert werden. Faszien und Muskulatur gehören untrennbar zusammen und dürfen nicht isoliert betrachtet werden. Ist nämlich unser Fasziengewebe nicht intakt, so hat das auch Konsequenzen für die Arbeit der Muskulatur. Deshalb muss es zu einem ausgewogenen Muskel-Faszien-Training kommen.

Mit einem vielfältigen Ganzkörpertraining wird der gesamte Organismus, mit Muskeln, Bindegewebe, Bändern und Sehnen, in einer Trainingseinheit angesprochen. Somit kommt es zur Kräftigung aller Muskelgruppen der Beine, Arme, des Oberkörpers und des Schultergürtels. Unter ganz besonderen Umständen, zum Beispiel nach Verletzungen, Operationen und in der Rehabilitationsphase, kann ein spezielles Training eingesetzt werden. Hier werden zielgerichtet nur einzelne Muskelpartien trainiert und dadurch versucht, wieder den Sollzustand herzustellen.

## Vorteile der Ganzkörperfitness

- Starke Muskeln
- Elastische und bewegliche Faszien
- Weniger Abrieb der Knochen und Gelenke (Vorbeugung Arthrose)
- Schützt die Wirbelsäule und die Bandscheibe vor Überbelastungsschäden

### INFO Splittraining

Das Gegenteil eines Trainings der Ganzkörperfitness ist das Splittraining. Hier werden nicht alle Muskelgruppen in einer Übungsstunde trainiert, sondern wenige aber gezielte Muskelketten. Dieses Training ist oftmals intensiver und anstrengender und wird vorzugsweise im Leistungssport eingesetzt.

# 4 Trainingsgestaltung und Übungskatalog

Viele Übungen können ohne Hilfsmittel durchgeführt werden. Andere wiederum werden mit handelsüblichen Kleingeräten unterstützt. **Kleingeräte** sind kleine Helfer, die motorische Grundeigenschaften wie Kraft, Koordination und Beweglichkeit fördern. Außerdem haben sie einen großen Aufforderungscharakter und steigern die Motivation beim Training. Kleingeräte lassen ein vielfältiges Training zu und bringen Abwechslung in den Übungsbetrieb.

Die empfohlenen Zusatzhelfer sind für das gesundheitsbewusste Training ausgerichtet und erprobt. Sie können jedoch jederzeit variiert oder ausgetauscht werden, falls man diese Produkte nicht zur Hand hat. Wichtig ist, dass die Geräte mit einem Gütesiegel versehen sind, sodass Sie von einer guten Qualität ausgehen können.

### Achten Sie bei Kleingeräten auf

- Gütesiegel
- Vielseitigkeit
- umweltbewusste Herstellung
- Verletzungsgefahr
- antimikrobiell wirksamen Kunststoff

### Allgemeine Trainingstipps

- Anfänger oder Wiedereinsteiger sollten jeweils mit 8–10 Wiederholungen in 1–2 Sätzen trainieren. Ersatzweise kann auch in 10–20 Sekunden die Übung ausgeführt werden.
- Nach ca. 4 Wochen können 12–15 Wiederholungen mit 2–3 Sätzen angestrebt werden oder zwischen 30 und 40 Sekunden trainiert werden.
- Die Bewegung sollte langsam und kontrolliert durchgeführt werden.
- Legen Sie zwischen den Übungen immer genügend Pausen ein.

Im Folgenden werden Trainingsgeräte für die Tiefenmuskulatur vorgestellt.

## POWERBAND

Das Powerband ist ein vielseitiges Kleingerät zum Dehnen, Kräftigen und Erhalten der Muskulatur. Durch sein leichtes und platzsparendes Material kann es auch sehr gut auf Reisen mitgenommen werden. Es empfiehlt sich, ein Band mit einer Breite von 15 cm und Länge von 2,40 m zu nehmen.

Das Powerband ist in verschiedenen Widerständen erhältlich.

- Klein und vielseitig
- Latex
- In verschiedenen Größen erhältlich
- In verschiedenen Widerständen erhältlich
- Ideal für unterwegs

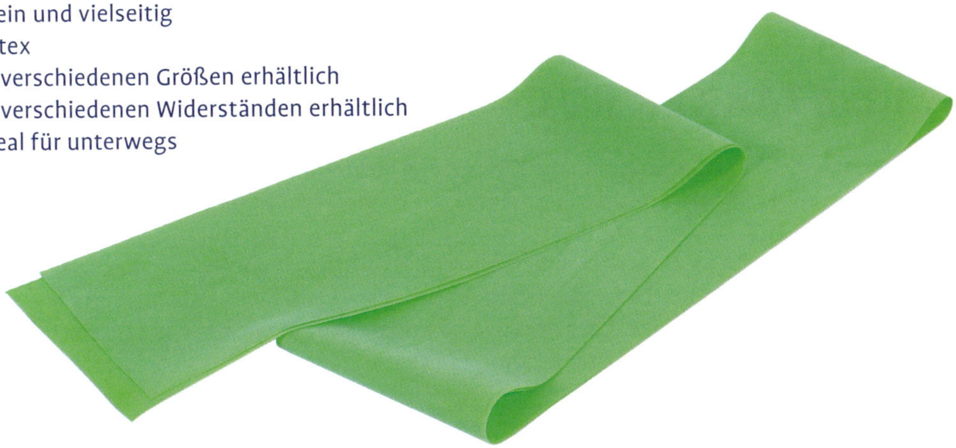

## REDONDOBALL PLUS

Der Redondoball plus ist der große Bruder vom herkömmlichen Redondoball und genauso vielseitig wie sein kleiner Bruder. Er bildet die goldene Mitte zwischen einem herkömmlichen Gymnastikball und dem beliebten kleinen Redondoball. Er ist auch sehr gut geeignet für Personen, die den normalen Sitzball als zu hoch empfinden und deshalb manche Übungen gar nicht erst ausführen. Der Redondoball plus wurde speziell für ein sicheres und gesundheitsförderndes Training entwickelt und durch seine weiche und griffige Oberfläche ist er sehr angenehm in der Handhabung. Er eignet sich aufgrund seiner Stabilität bestens für Ganzkörperübungen und aktiviert durch Stütz- und Balanceübungen die Tiefenmuskulatur.

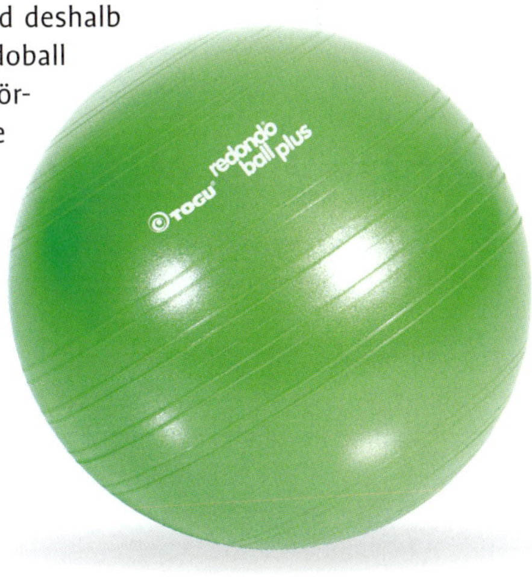


- Luftgefüllter Ball aus geschäumtem Ruton
- Ca. 38 cm Durchmesser
- Ca. 500 g schwer
- Belastbarkeit bis ca. 150 kg

### Infos zu den Fotoaufnahmen

Auch wenn die Fotos nur eine Körperseite zeigen, so sollte immer die rechte und linke Seite trainiert werden, damit es nicht zu einer einseitig ausgebildeten Muskulatur kommt (siehe muskuläre Dysbalance, Seite 33).

# 4.1 Übungskatalog Tiefenmuskeltraining

Durch das Tiefenmuskeltraining werden die unwillkürlichen, in der Tiefe liegenden Muskeln trainiert und aktiviert. Dadurch soll die Stützfunktion unseres Körpers wieder verbessert und die viel beanspruchte Oberflächenmuskulatur entlastet werden.

## 4.1.1 STARKER RÜCKEN

Rückenschmerzen sind die Volkskrankheit Nr. 1. Doch nicht immer ist das Krankheitsbild das gleiche. Gerade die Art und die Lokalität der Schmerzen können sehr unterschiedlich sein.

Sucht man nach der Ursache, stellt man häufig fest, dass oftmals die entsprechende Muskelkraft fehlt – insbesondere die der Tiefenmuskulatur. Aber auch wenn die Faszie, die diese Muskulatur umhüllt, nicht intakt ist, dann hat das negative Auswirkungen auf die Arbeitsweise der Tiefenmuskulatur und der Muskulatur im Allgemeinen.

Um Rückenschmerzen vorzubeugen, müssen wir die umliegende Muskulatur stärken. Vergleichbar mit einem Schiffsmast, der durch diverse Verspannungen und ein Zusammenspiel von Seilen, Knoten und Tauen in einer flexiblen und elastischen Mittelposition gehalten wird.

Auf unseren Körper bezogen sind dafür die Schulter-, Bauch-, Gesäß- und Rückenmuskulatur verantwortlich. Sind die muskulären und knöchernen Verstrebungen nicht mehr voll funktionstüchtig, kommt der Schiffsmast ins Straucheln. Logische Konsequenz ist das Nachbessern der Seile und Taue, das heißt, auf den Menschen bezogen, unserer Oberflächenmuskulatur und der Tiefenmuskulatur.

## KRÄFTIGUNG MIT DEM POWERBAND

Beim Training mit dem Powerband ist auf eine korrekte Handhabung zu achten, damit es nicht zu schmerzhaften Verletzungen kommt, wenn das Band plötzlich wegrutscht.

Das Powerband wird mit dem Daumen fixiert und dann etwa zweimal um die Handmitte gewickelt. Wichtig ist, dass das Band bei jeder Übung in der Ausgangstellung nur leicht angespannt ist. Dadurch kann die Übung gut durchgeführt werden, ohne dass es zu einer Überforderung kommt.

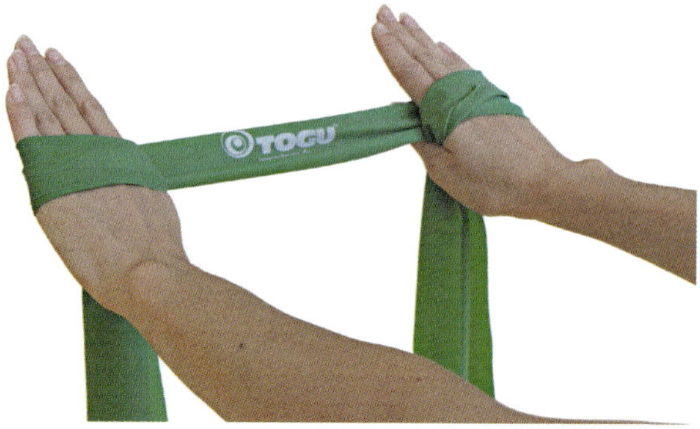

# IM STAND

## Grundposition im Stand

Aufrechter Stand mit etwa hüftbreiter Fußposition. Das Gewicht ist gleichmäßig auf beide Beine verteilt und die Knie sind minimal gebeugt. Der Kopf ist in Verlängerung der Wirbelsäule, der Bauch ist angespannt und die Schultern sind nach hinten unten gezogen.

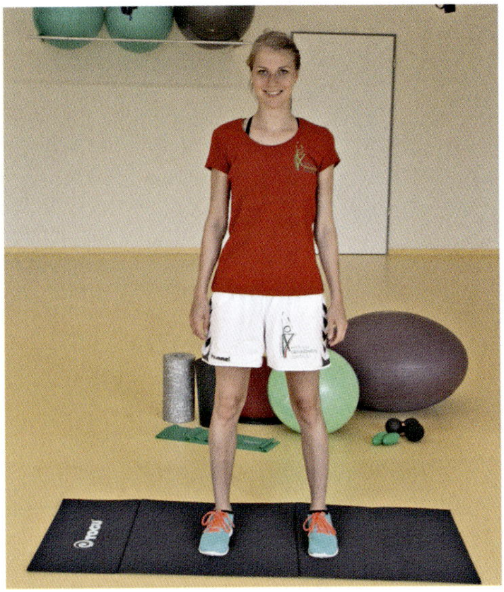

# „Roll dich hoch“

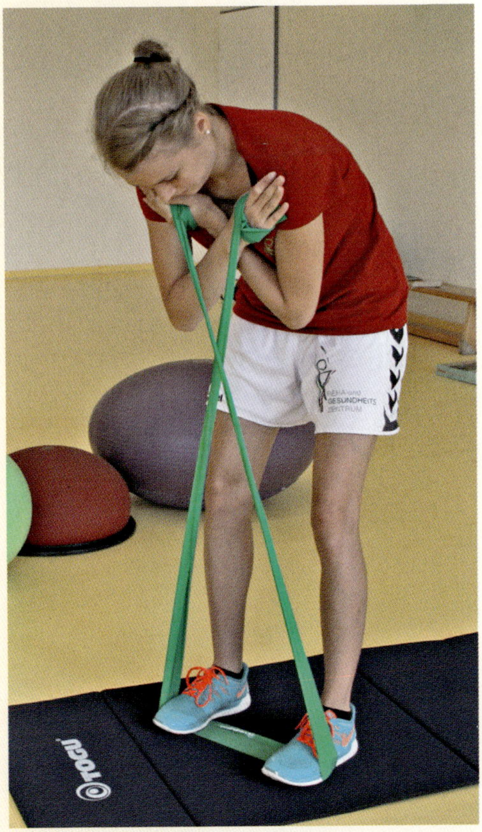

**Ausgangsposition:** Mit beiden Füßen hüftbreit auf das Powerband stellen. Das Band um die Handgelenke wickeln und dann überkreuzt die Hände vor die Brust führen. Der Oberkörper ist nach vorne geneigt und die Knie leicht gebeugt.

**Übungsausführung:** Beim Einrollen ist der Rücken rund und das Kinn auf der Brust. Beim Aufrollen wird der Rücken überstreckt und der Kopf in den Nacken genommen. Es darf dabei ein leichtes Hohlkreuz entstehen.

**Hinweise:** Bei dieser Übung wird die Wirbelsäule mobilisiert und der untere Rücken gekräftigt.

**Achtung:** Nicht aus der Hüfte arbeiten. Der Oberkörper ist die ganze Zeit vorgebeugt und nur die Wirbelsäule bewegt sich.

# „Kreuzstrecken“

**Ausgangsposition:** Hüftbreit auf das Powerband stellen und das Band vor dem Körper überkreuzt packen.

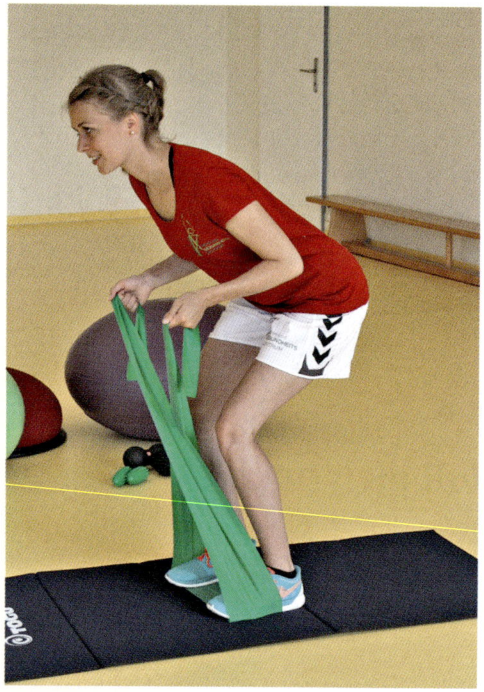

**Hinweise:** Das Powerband ist bei der gesamten Übungsausführung unter Spannung.

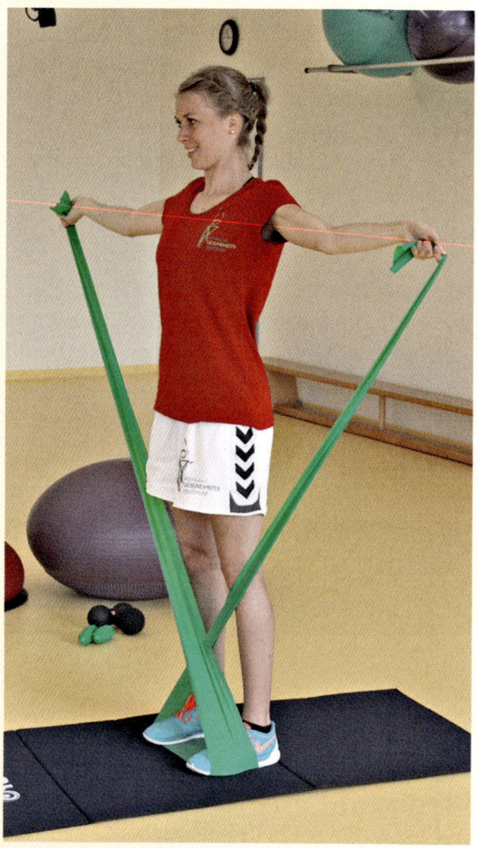

**Übungsausführung:** Der Oberkörper wird nach vorne gebeugt und der Kopf ist in der Verlängerung der Wirbelsäule. Dann erfolgt ein langsames und fließendes Aufrichten. Die Arme werden zur Seite gestreckt und in Seithalde gehalten.

# „U-Strecken“

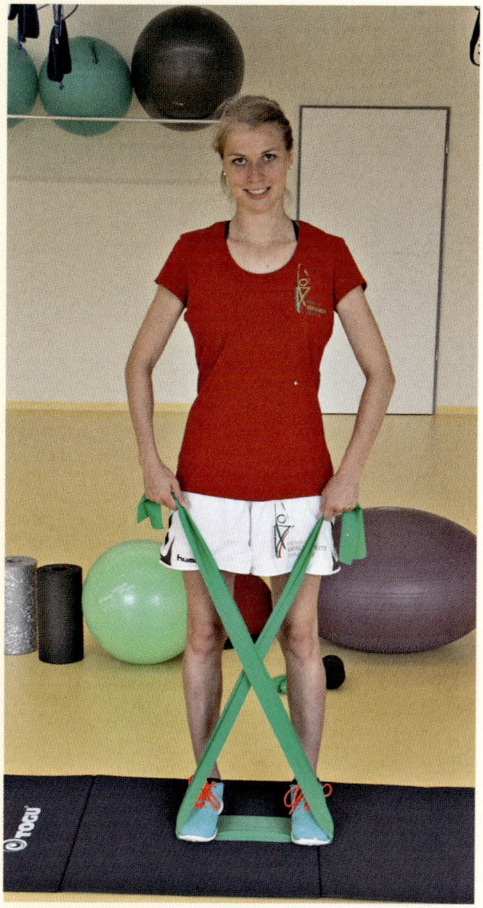

**Ausgangsposition:** Hüftbreit auf das Powerband stellen und das Band vor dem Körper mit langen Armen überkreuzt packen.

**Hinweise:** Bei dieser Übung darf das Band nicht zu kurz sein. Trainiert wird der obere Rücken und der Schultergürtel.

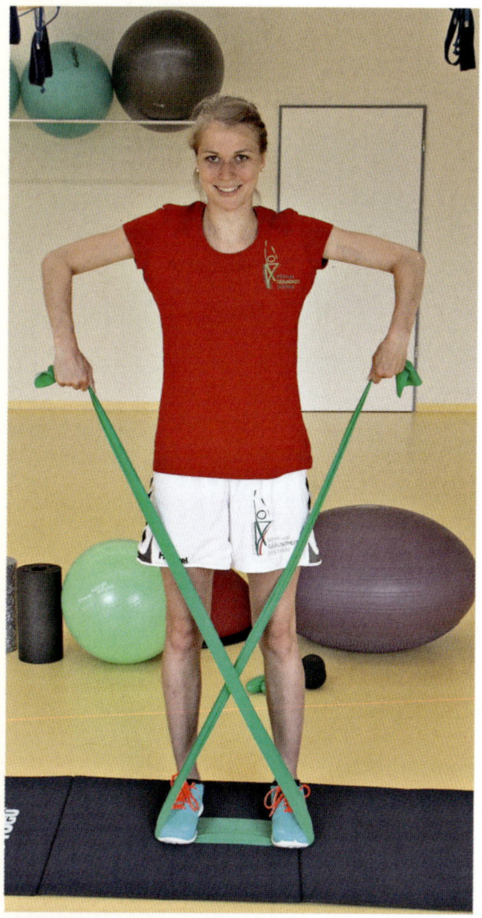

**Übungsausführung:** Aus dem aufrechten Stand werden die Ellbogen seitlich vom Körper nach oben geführt. In der Endposition sind die Oberarme parallel zum Boden.

# „Vorgebeugte Rumpfrotation“

**Ausgangsposition:** Das Powerband wird am besten doppelt gepackt. Der Oberkörper wird nach vorne geneigt und dabei sollten die Knie nicht durchgedrückt sein. Nun das Band mit den Armen weiter als schulterbreit über den Kopf führen.

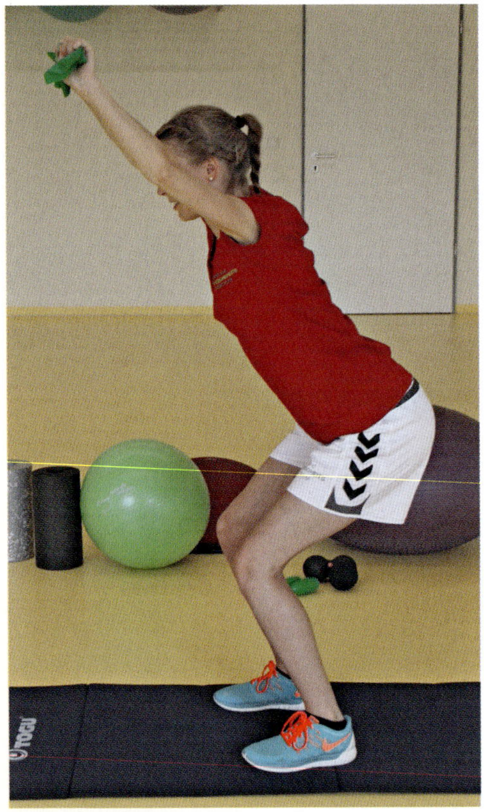

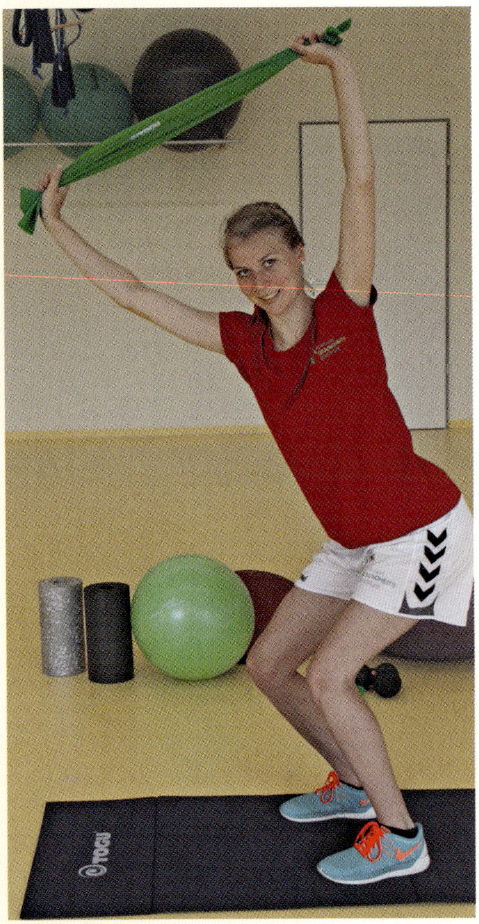

**Hinweise:** Hier wird die seitlich liegende Tiefenmuskulatur gekräftigt, vorrangig die Wirbelsäule stabilisierende Muskulatur. Der Rücken muss die ganze Zeit gerade sein und der Kopf ist in Verlängerung der Wirbelsäule. Das Powerband ist angespannt.

**Übungsausführung:** Der Oberkörper wird fließend nach rechts und dann langsam nach links rotiert.

# „Nackenziehen – Latzug“

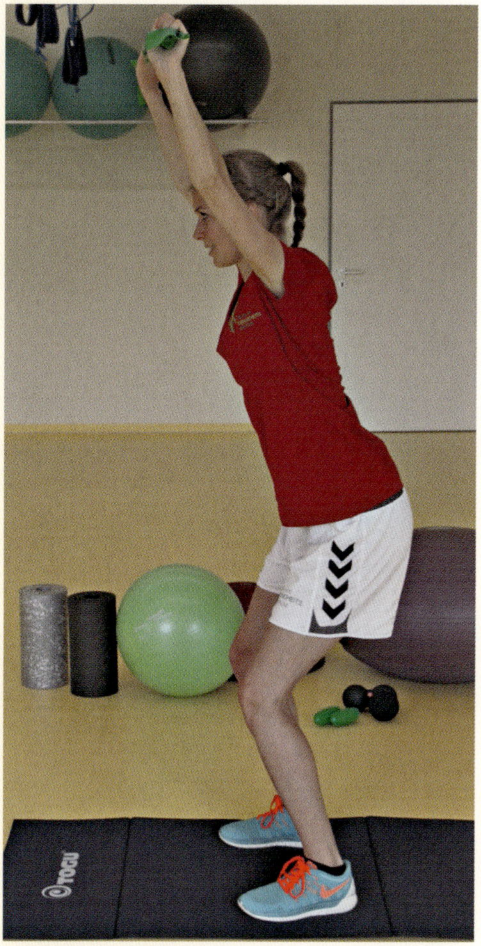

**Ausgangsposition:** Das Powerband wird am besten doppelt gepackt. Der Oberkörper wird nach vorne geneigt und dabei sollten die Knie nicht durchgedrückt sein. Nun das Band mit den Armen weiter als schulterbreit, in Verlängerung des Rückens, über den Kopf führen.

**Hinweise:** Bei dieser Powerbandübung werden die obere Rücken- und die Schultermuskulatur gestärkt. Das Powerband sollte bei der kompletten Übungsausführung immer unter Spannung sein.

**Übungsausführung:** Die Bewegung geht von oben nach unten. Dabei ziehen die Ellbogen seitlich am Körper hinunter. Das Powerband wird nach außen und hinter den Kopf gezogen. Anschließend werden die Arme wieder gestreckt und nach oben geführt.

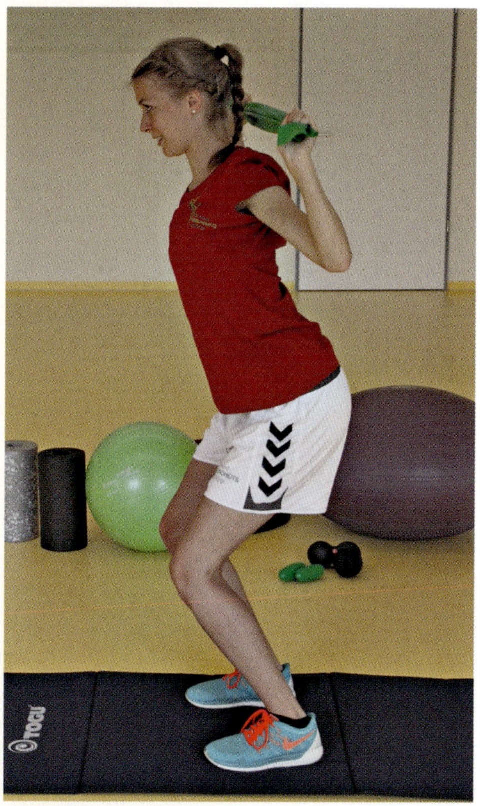

# „Seitneigung“

**Ausgangsposition:** Mit dem rechten Bein hüftbreit auf das Band stellen und die rechte Hand mit dem Band umwickeln. Führen Sie nun den rechten Arm nach oben.

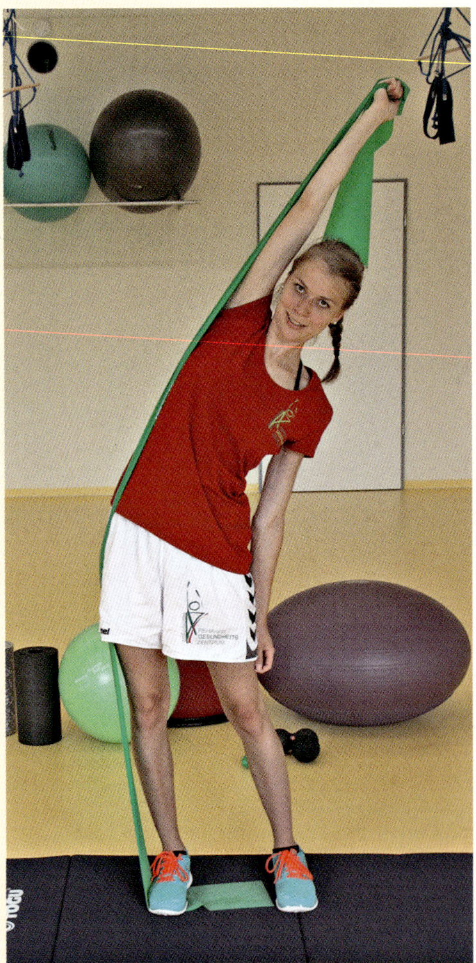

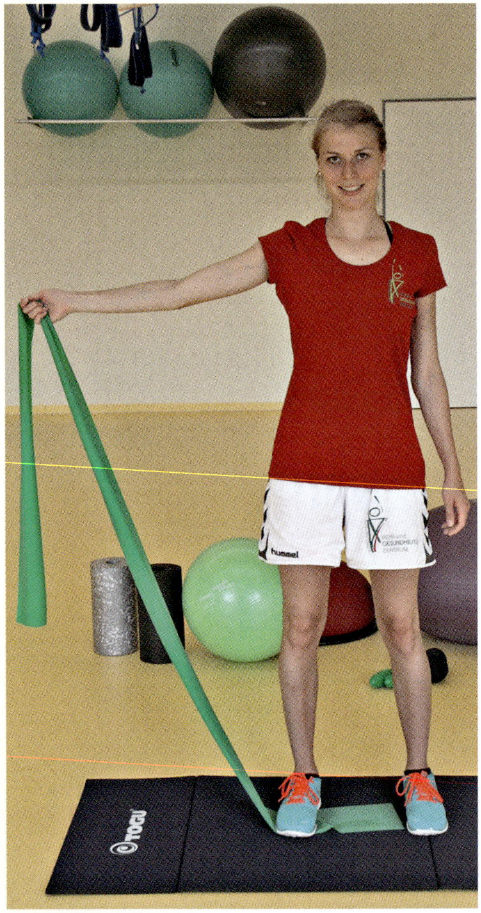

**Hinweise:** Bei der Seitneige werden die tiefliegenden, seitlichen Rumpfmuskeln trainiert. Schon in der Ausgangsposition sollte das Band leicht gespannt sein und die ganze Zeit am Körper anliegen.

**Übungsausführung:** Der Oberkörper wird zur linken Seite geneigt und bleibt dabei in einer Linie; das heißt, ohne dass der Körper rotiert oder das Gesäß nach hinten gedrückt wird.

# „Diagonal-Ziehen“

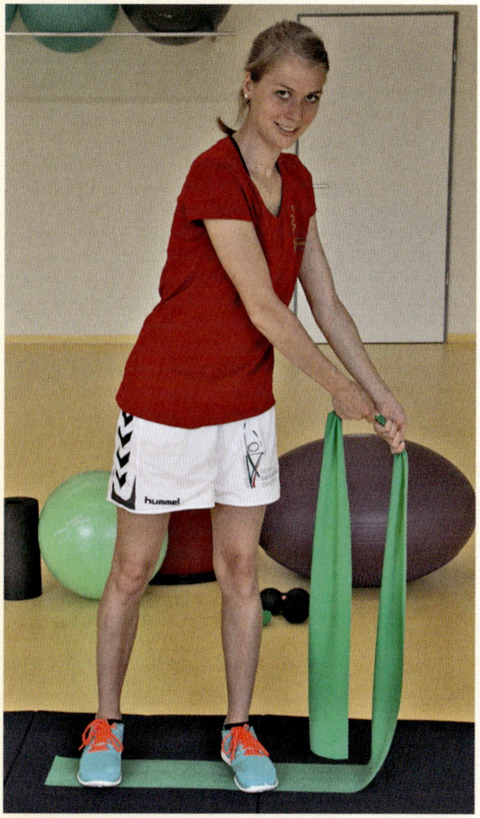


**Ausgangsposition:** Mit dem rechten Fuß hüftbreit innen auf das Powerband stellen. Das Band wird um die rechte Hand gewickelt und die linke Hand stabilisiert die rechte Hand. Die Arme sind nach unten gestreckt.

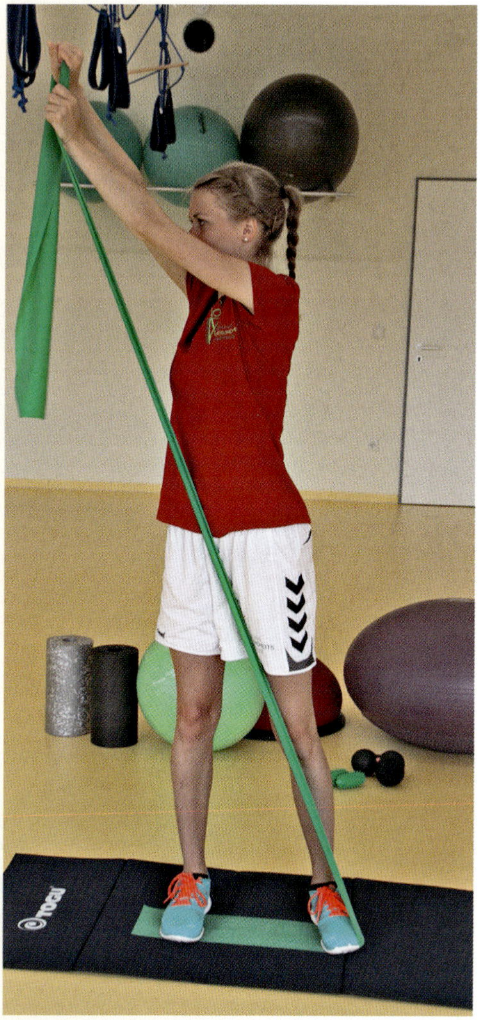


**Hinweise:** Bei dieser Übung wird die ganze Rumpfmuskulatur gekräftigt. Das Rückführen des Bandes in die Ausgangsposition erfolgt in derselben Linie wie die Übungsausführung. Kein Abknicken des Oberkörpers.

**Übungsausführung:** Oberkörper ist leicht nach unten rechts gebeugt. Beide Arme werden in einem weiten Bogen diagonal von rechts unten nach links oben über Kopfhöhe geführt. Dabei sind die Arme die ganze Zeit gestreckt und es kommt zu einer Ganzkörperstreckung. Der Blick geht mit.

# IM LIEGEN

## „Becken-Heben“

**Ausgangsposition:** Legen Sie sich in Rückenlage und stellen Sie Ihre Beine auf. Das Powerband wird über das Becken gelegt und seitlich mit den Händen gehalten.

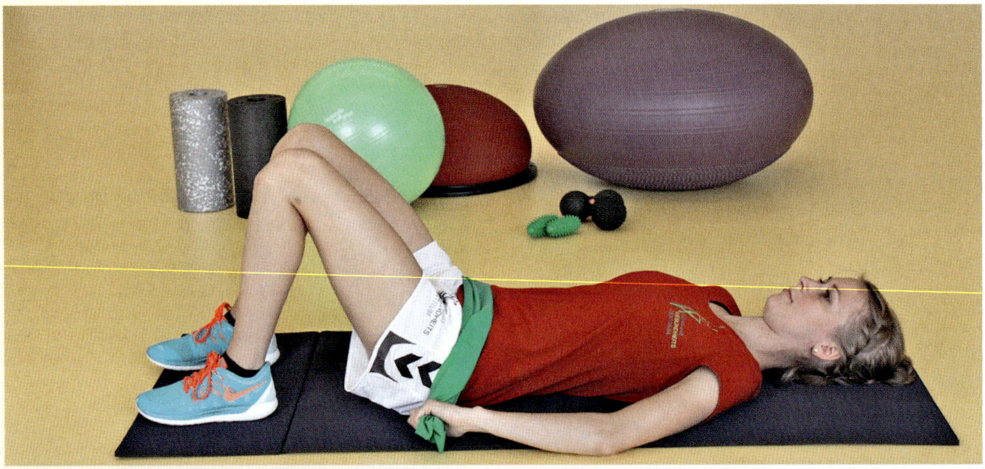

**Hinweise:** Kräftigung des unteren Rückens. Auf eine saubere Bewegungsausführung achten. Der Rücken und das Gesäß bilden eine Linie. Das heißt, der Bauch darf nicht rausgedrückt und das Gesäß nicht abgesenkt sein. Je langsamer die Bewegung erfolgt, desto anspruchsvoller ist sie.

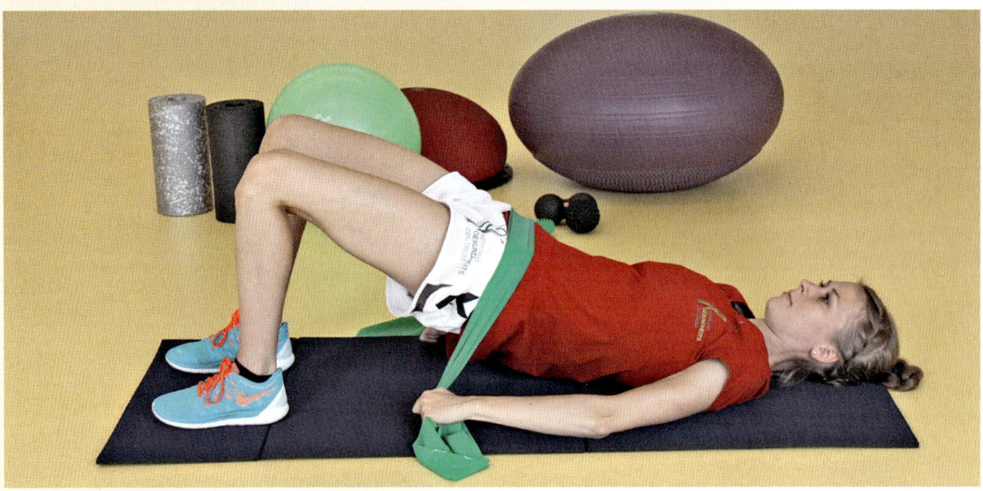

**Übungsausführung:** Das Becken wird langsam angehoben und dabei erfolgt ein Zug über das Powerband. Beim Absenken wird die Spannung gelöst.

## „Rudern“

**Ausgangsposition:** Im Sitzen wird das Powerband unter die Fußsohle geführt und so gehalten, dass sich die Arme etwa auf Kniehöhe befinden. Dabei sind die Fersen aufgestellt.

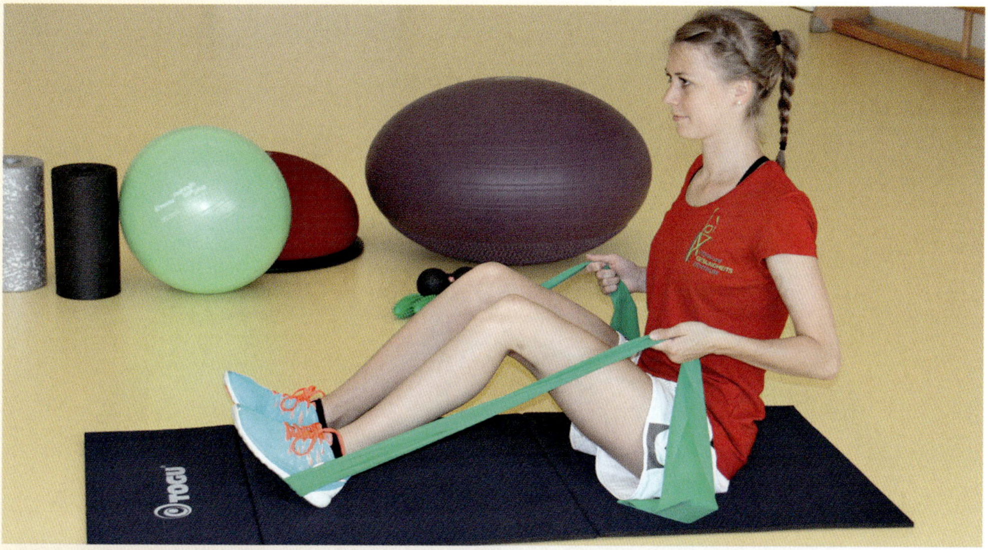

**Hinweise:** Stärkung des oberen Rückens und des Schultergürtels. Wichtig ist gerade und aufrecht zu sitzen und bewusst die Schulterblätter anzuspannen und wieder zu lösen.

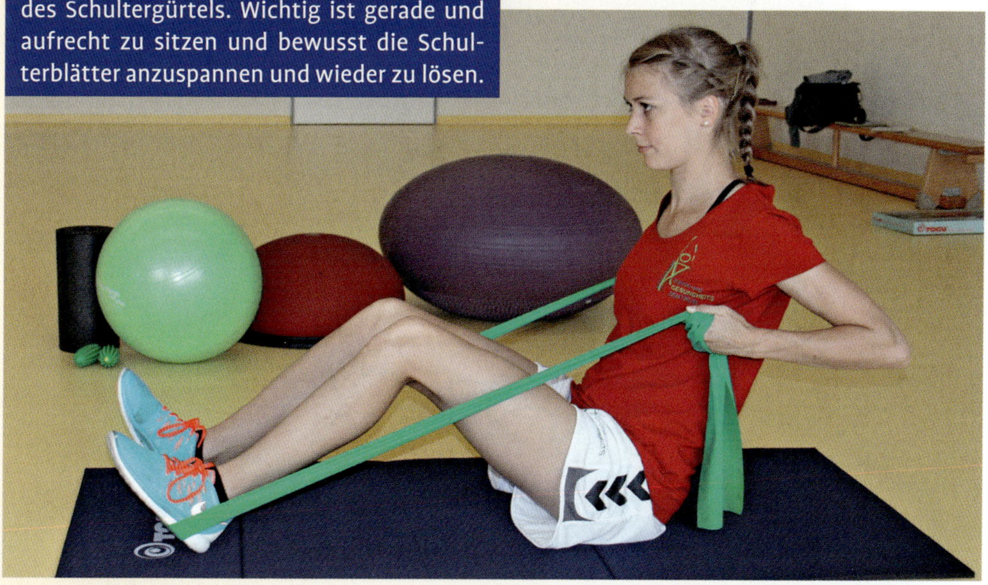

**Übungsausführung:** Die Ellbogen werden nach hinten bewegt und die Schulterblätter zusammengeführt. Die Bewegungsausführung der Arme geht etwa bis zur Hüfte. Es erfolgt ein abwechselndes Ziehen und Lösen.

# „Bein-Strecker“

**Ausgangsposition:** Im Vierfüßlergang wird das Powerband mit den Händen an den Enden gepackt und gleichzeitig mittig unter die Fußsohle gelegt.

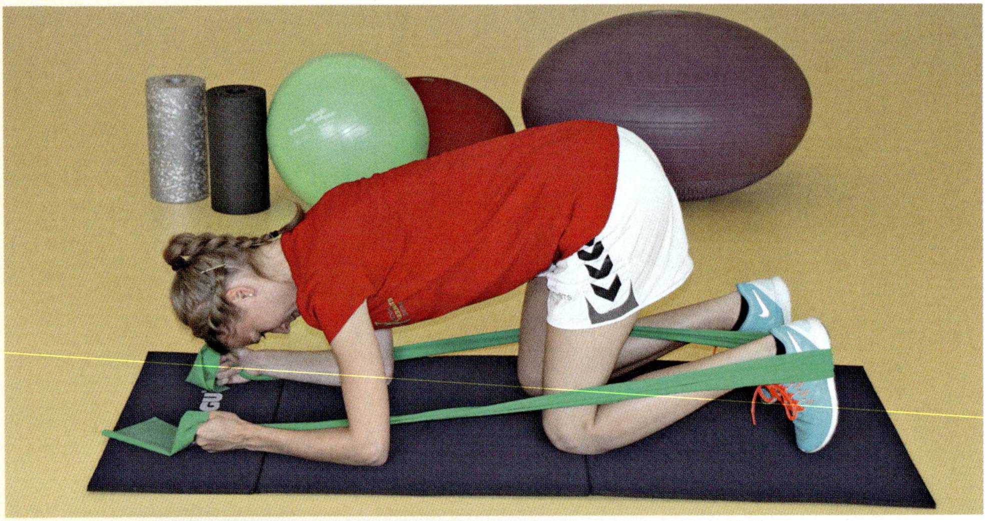

**Hinweise:** Beim Beinstrecker wird der untere Rücken in Kombination mit der Gesäßmuskulatur trainiert. Beim Vierfüßlergang generell darauf achten, dass immer die Gelenke übereinander stehen. Somit sind das Schulterlenk parallel zum Handgelenk und das Hüftgelenk parallel zum Kniegelenk. Das Bein darf nicht höher als in Verlängerung des Rückens genommen werden.

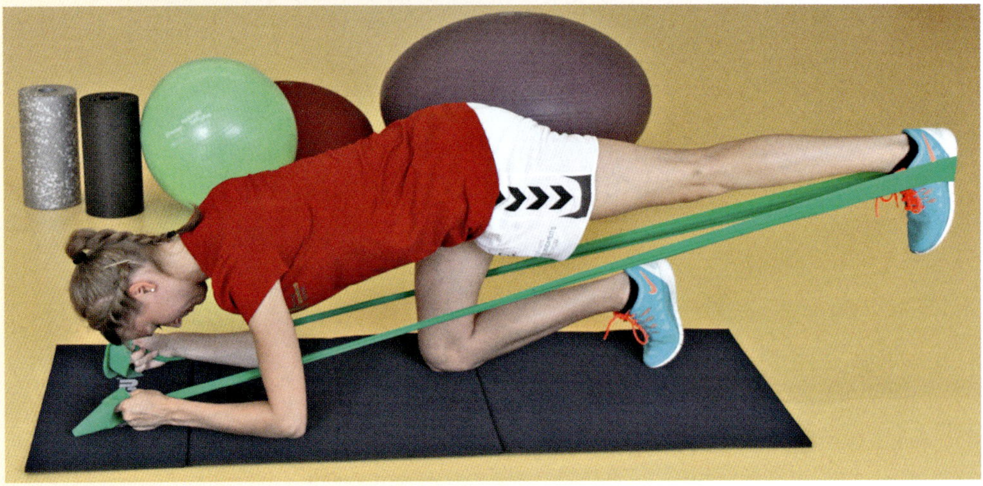

**Übungsausführung:** Das Bein wird weit nach hinten gestreckt und der Oberkörper dabei gerade gehalten.

## 4.1.2 FLACHER BAUCH

Wenn wir unseren Rücken trainieren, dürfen wir unseren Bauch nicht vergessen. Auch wer unter normalen Rückenschmerzen leidet, sollte trotzdem oder gerade deshalb nicht nur die Rückenmuskulatur stärken, sondern auch die Bauchmuskulatur. Denn sonst würde es zu einer muskulären Dysbalance der Muskulatur kommen und die Probleme würden sich langfristig weiter verstärken. Vorsicht ist allerdings bei Rund-, Hohl- oder Flachrücken geboten. Hier empfiehlt es sich, den Rat eines Sportwissenschaftlers, Physiotherapeuten oder Orthopäden einzuholen, da hier im richtigen Verhältnis der verschiedenen Muskelgruppen trainiert werden muss. Bei einem Hohlrücken im Lendenwirbelbereich ist zum Beispiel die Rückenmuskulatur stärker ausgeprägt als die Bauchmuskulatur. Deshalb darf die Rückenmuskulatur nicht noch weiter aufgebaut werden, sondern es muss ein Bauchtraining erfolgen.

### Muskuläre Dysbalance

Die muskuläre Dysbalance ist ein Ungleichgewicht in Bezug auf die verschiedenen Muskelgruppen. So sieht man häufig, dass sogenannte Bodybuilder zwar eine ausgeformte Brustmuskulatur haben, aber die Schultern weit nach vorne gezogen sind. Das liegt daran, dass die Brustmuskulatur zwar kräftig ist, aber im Verhältnis dazu die obere Rückenmuskulatur viel zu schwach ist.

Wer nicht an Rückenschmerzen leidet und ganz einfach nur seinen Bauch trainieren möchte, damit er wieder flacher und schöner wird (es muss nicht gleich ein Sixpack sein), der sollte sich an ein paar Grundregeln halten. In der Regel muss zuerst Fett verbrannt, das heißt der Körperfettanteil gesenkt werden. Hier spielt die Ernährung natürlich eine wesentliche Rolle. Wenn ich nur „Junk-Food" esse, täglich mein Bierchen trinke, dann darf ich mich nicht wundern, wenn der Bauch nicht flacher wird, obwohl ich mich sportlich betätige. Es ist also immer eine Kombination aus Ernährung und Sport notwendig.

Mit gezielten Übungen für den Bauch können dann überflüssige Speckpolster bekämpft und der Bauch wieder straff und flach gemacht werden.

- Wer keinen Redondoball plus zur Hand hat, kann die Übungen auch mit einem großen Gymnastikball durchführen.
- Einige Übungen können auch ohne Hilfsmittel durchgeführt werden, sind dann aber nicht so intensiv und effektiv.

# BAUCHTRAINING MIT DEM REDONDOBALL PLUS

## „Crunch dich hoch“

**Ausgangsposition:** Legen Sie sich rücklings auf den Redondoball plus, sodass sich der obere Rücken darauf befindet. Der Oberkörper befindet sich in einer Linie und die Füße haben einen stabilen Stand.

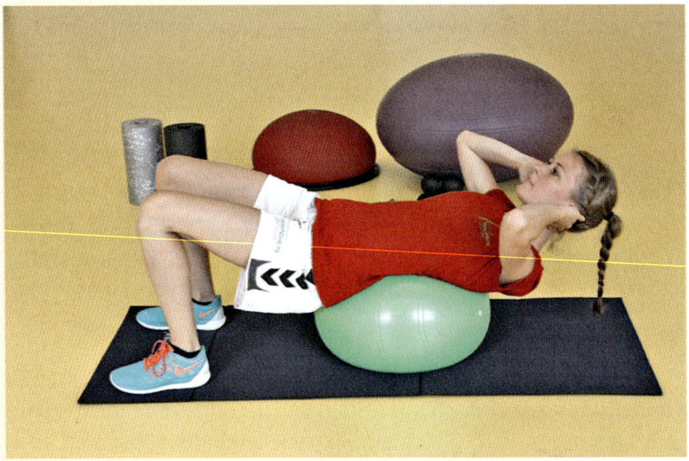

**Hinweise:** Achten Sie darauf, dass Ihre Knie nicht nach außen weggehen. Keine „O-Bein“-Stellung!

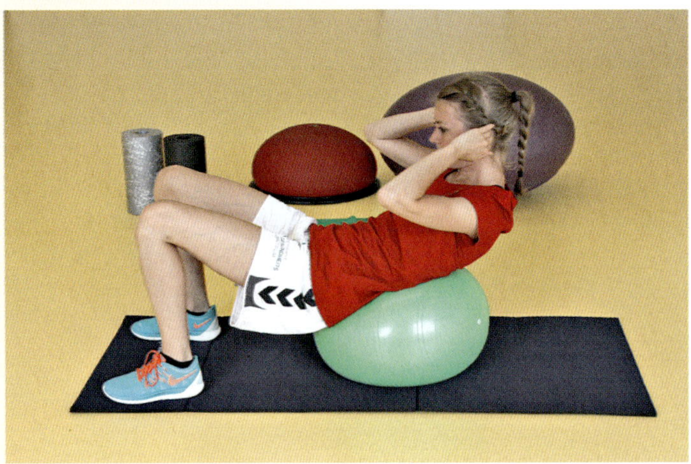

**Übungsausführung:** Richten Sie langsam Ihren Oberkörper auf, indem Sie Ihr Becken und Brust gleichzeitig nach oben führen. Dabei ist der Bauch die ganze Zeit angespannt.

## „Seitlicher Crunch“

**Ausgangsposition:** Legen Sie sich mit dem Rücken auf den Boden und stellen Sie Ihre Beine angewinkelt auf den Boden. Den Redondoball plus halten Sie auf Bauchhöhe.

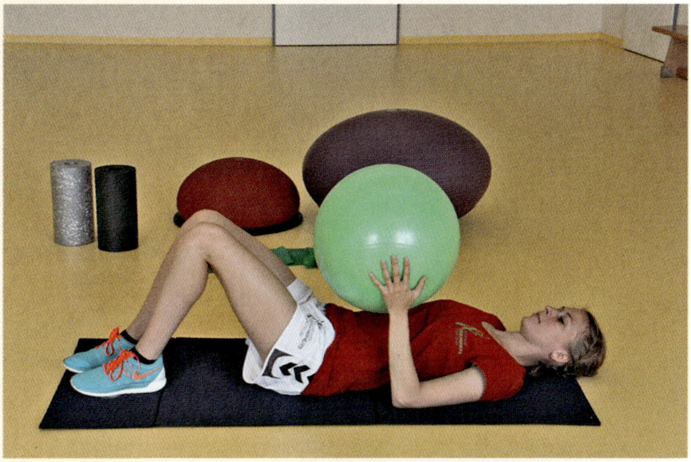

**Hinweise:** Bei dieser Übungsausführung wird die tiefe, seitliche Bauchmuskulatur trainiert.

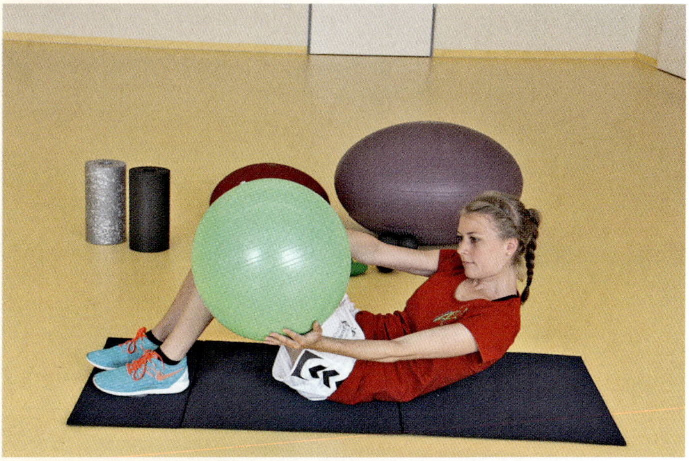

**Übungsausführung:** Richten Sie langsam Ihren Oberkörper auf, indem Sie Ihr Becken und Brust gleichzeitig nach oben führen. Anders als beim „normalen“ Crunch bewegen Sie während der Übung den Ball und damit auch Ihren Oberkörper seitlich neben die Knie. Dabei ist der Bauch die ganze Zeit angespannt.

# „Von links nach rechts“

**Ausgangsposition:** Setzen Sie sich aufrecht hin und stellen Sie die Fersen auf den Boden. Dabei sind die Beine etwa 90 Grad gebeugt. Halten Sie den Redondoball seitlich am Körper.

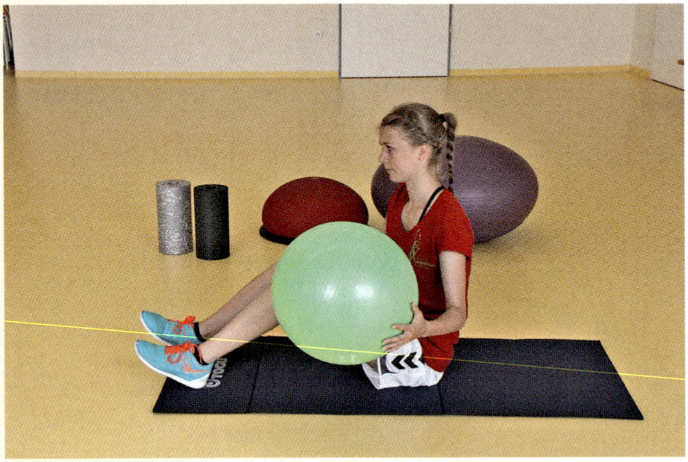

**Hinweise:** Je weiter Sie sich nach hinten legen, desto intensiver wird die Übung.

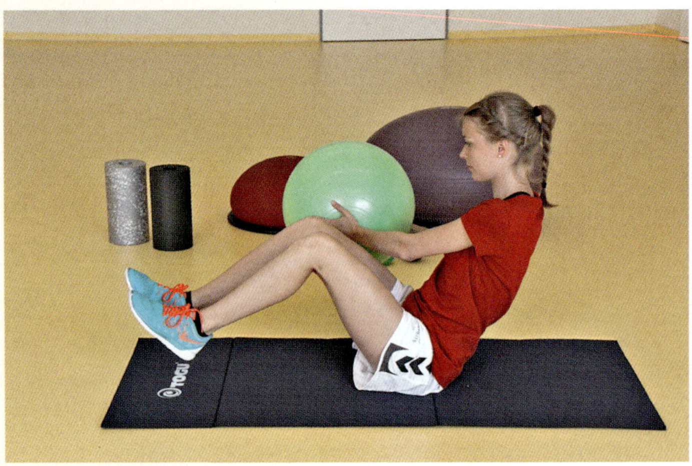

**Übungsausführung:** Heben Sie die Füße vom Boden ab und lehnen Sie sich mit dem Oberkörper nach hinten. Aus dieser Position heraus führen Sie den Ball immer von rechts nach links über Ihre Oberschenkel hinweg.

# „Beckenheben“

**Ausgangsposition:** Legen Sie sich auf den Rücken und positionieren Sie Ihre gestreckten Beine auf den Ball. Die Arme liegen locker neben dem Körper.

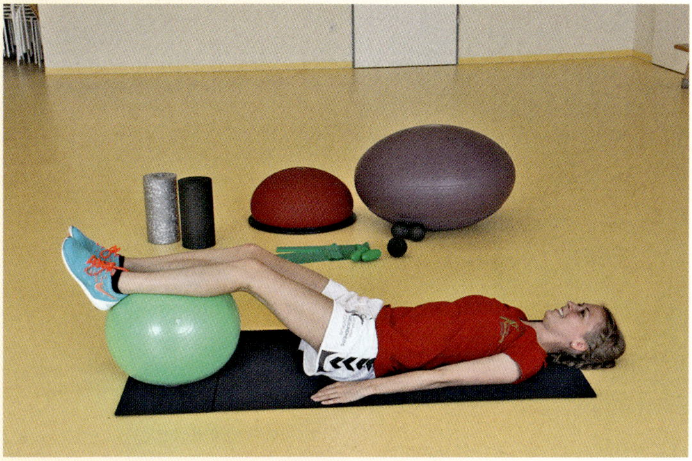

**Hinweise:** Je langsamer die Bewegung ausgeführt wird, umso schwieriger ist sie.

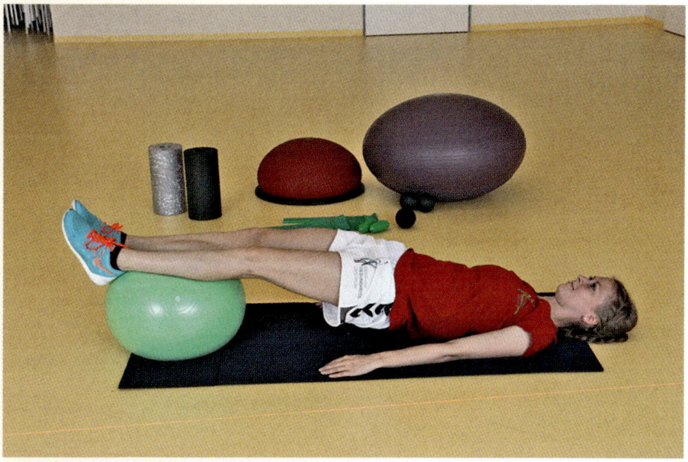

**Übungsausführung:** Heben Sie langsam die Hüfte an, bis die Oberschenkel mit dem Bauch eine gerade Linie bilden. Achten Sie darauf, dass Ihr Bauch die ganze Zeit angespannt ist und Sie nicht ins Hohlkreuz fallen.

# „Umgekehrter Crunch“

**Ausgangsposition:** Setzen Sie sich hin und stützen Sie sich hinten mit den Händen ab. Klemmen Sie den Ball zwischen Ihre Unterschenkel ein.

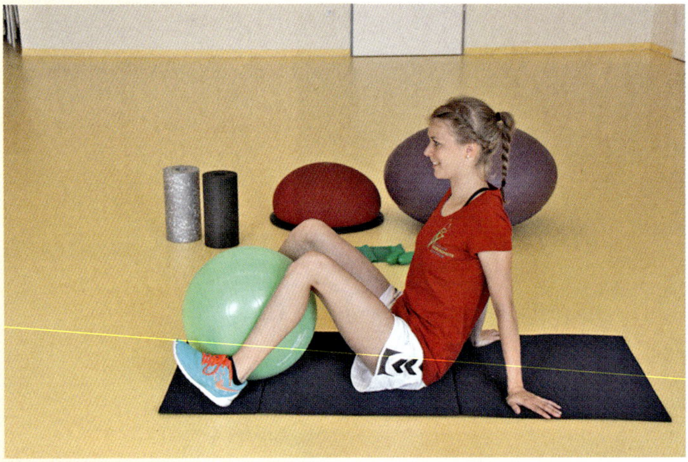

**Hinweise:** Achten Sie darauf, dass Sie diese Übung langsam durchführen. Der Rücken wird Wirbel für Wirbel abgerollt.

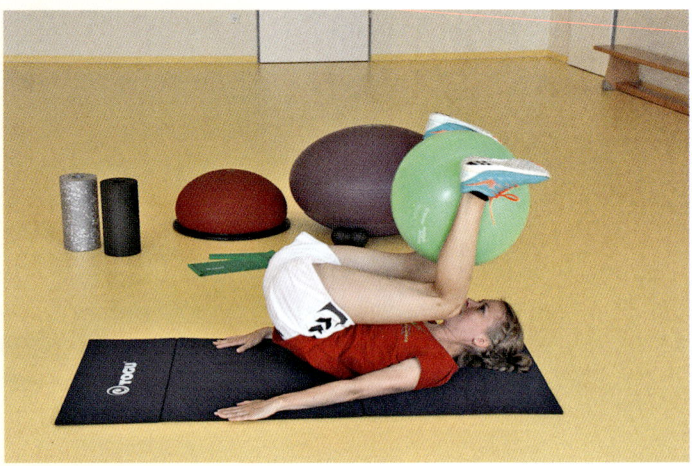

**Übungsausführung:** Rollen Sie sich langsam rücklings und führen Sie dabei den Ball mit. Wenn Ihr Rücken komplett auf dem Boden liegt, heben Sie Ihr Becken vom Boden und führen den Ball Richtung Brust. Danach rollen Sie wieder in die Ausgangsposition.

# „Gestreckte Beine zum Boden“

**Ausgangsposition:** Legen Sie sich mit dem Rücken auf den Boden und strecken Sie die Beine Richtung Decke. Hüfte und Beine bilden einen 90-Grad-Winkel. Der Redondoball plus wird zwischen die Unterschenkel eingeklemmt. Die Arme befinden sich locker seitlich am Boden.

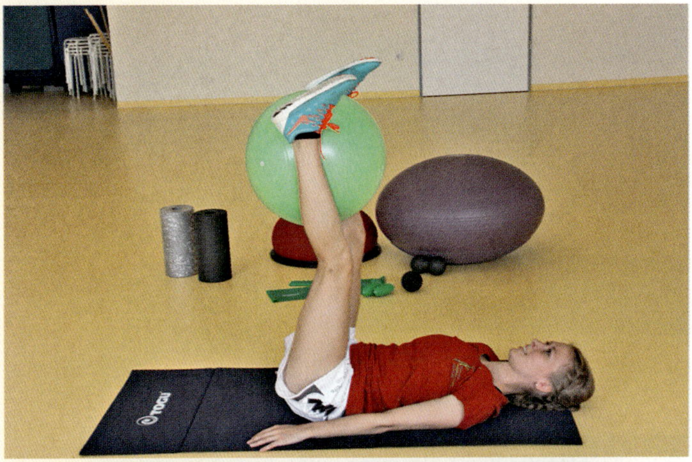

**Hinweise:** Je weiter Sie die Beine zu Boden führen, desto anstrengender wird es. Die Übung ist sehr intensiv, wenn Sie die Beine kurz vor dem Boden hochhalten.

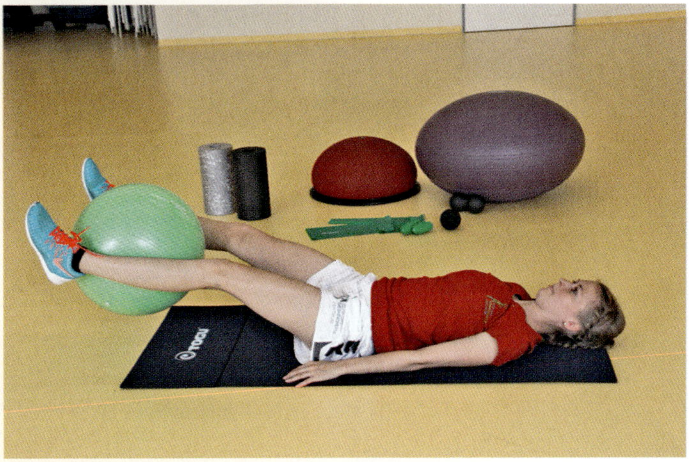

**Übungsausführung:** Führen Sie nun langsam die Beine Richtung Boden. Dabei müssen die Beine während der gesamten Übung gestreckt bleiben. Halten Sie Ihren Rücken am Boden.

# „Unterarmstütz“

**Ausgangsposition:** Knien Sie sich vor den Ball auf den Boden und legen Sie Ihre Unterarme auf den Redondoball plus. Halten Sie Ihren Kopf in der Verlängerung des Rumpfes.

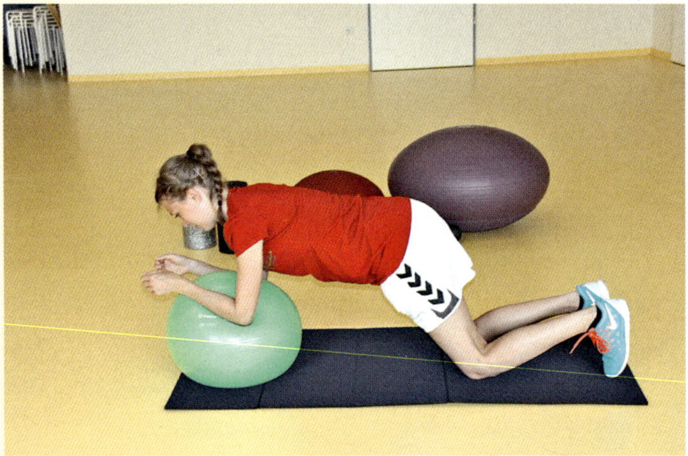

**Hinweise:** Durch die instabile Lage des Balles müssen Sie während der Übung eine Ganzkörperspannung einnehmen.

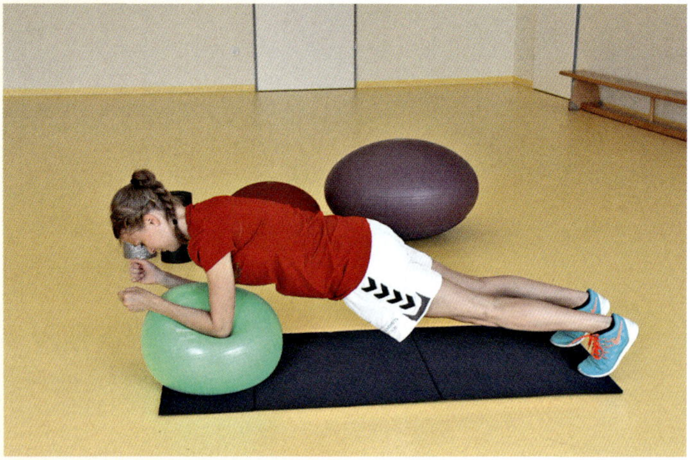

**Übungsausführung:** Strecken Sie aus dieser Position Ihre Beine und halten Sie den Bauch angespannt. Nach ca. 5–10 Sekunden Halteposition senken Sie Ihre Knie wieder zur Matte.

# 4.2 Übungskatalog Faszientraining

*„Gestern haben wir einzelne Muskeln trainiert und heute trainieren wir das endlose Fasziennetzwerk in unserem Körper."*

Faszientraining dient der Ganzkörperfitness und dem Wohlbefinden. Durch gezielte Übungen wird das Bindegewebe in Form gebracht und man wird wieder beweglicher, gelenkiger, schmerzfrei und darüber hinaus auch ausgeglichener. Egal wie jung oder alt man ist – Faszien sind zu jeder Zeit beeinfluss- und trainierbar. So kann man auch der „Alterssteifigkeit" entgegenwirken, jung und schwungvoll bleiben oder wieder werden.

Ständiger Stress, falsche Körperhaltung und Bewegungsarmut sind maßgeblich dafür verantwortlich, dass sich die Struktur der Faszien verändert. Es kommt zu Verkürzungen und Verklebungen des Bindegewebes. Steife und verklebte Faszien verursachen Probleme und Schmerzen.

Langfristig schützt das Faszientraining vor Überbelastung und Verletzungen, denn die meisten Verletzungen treten nicht im Muskel, sondern in den bindegewebsartigen Strukturen wie zum Beispiel Sehnen und Bändern auf.

Das Training der Faszien ist nicht nur den Sportlern vorbehalten, sondern findet auch seine Anwendung in der Prävention und Rehabilitation. Es beugt Krankheiten und Verletzungen vor und hilft bei der Genesung, denn ein gut trainiertes Fasziengewebe bestärkt die Kraftübertragung von Muskel zu Muskel und beeinflusst positiv die koordinativen Fähigkeiten.

**Vorteile vom Fazientraining**

- Verletzungsprohylaxe
- Steigerung der Leistungsfähigkeit
- Motivationssteigerung
- Abwechslungsreiches Training

## WAS BRAUCHT MAN ZUM FASZIENTRAINING?

Im Folgenden werden Trainingsgeräte für das Faszientraining vorgestellt.

Actiroll®Wave und Rumble sind die ersten luftgefüllten Faszien-Rollen. Sie können leicht auf unterschiedliche Härtegrade aufgepumpt werden und bewirken bei hart bleibender Oberfläche auch zugleich einen nachfedernden Effekt. Dadurch wird es möglich, schmerzfrei und ohne Verletzungsgefahr auch über Gelenke und Wirbelkörper zu rollen. Actiroll®Wave und Rumble können sowohl zum Faszientraining als auch zur Regeneration und Selbstmassage verwendet werden. Beide Rollen sind in unterschiedlichen Größen und Ausführungen erhältlich. Bei der Actiroll®Wave ist der Massageeffekt sanfter und gleichmäßiger, während bei der Actiroll®Rumble die Massage durch die großen Noppen punktuell und tiefgehender ist. Es empfiehlt sich, die kleineren Faszienrollen zu nehmen, da sie leichter und platzsparender sind.

## ACTIROLL®WAVE UND RUMBLE

- Gehärtetes Ruton
- Größe M: ca. 30 cm Länge, ca. 11,5 Durchmesser, Gewicht ca. 900 Gramm
- Größe L: ca. 53 cm Länge, ca. 23 cm Durchmesser, Gewicht 2700 Gramm
- Robust
- Leicht zu reinigen
- Hautfreundlich
- 100 % recyclebar

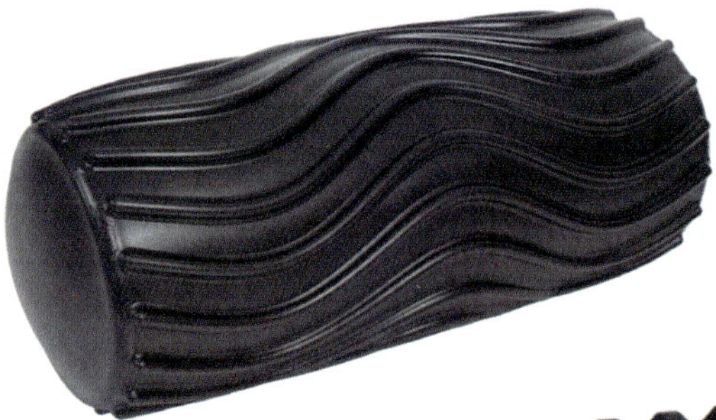

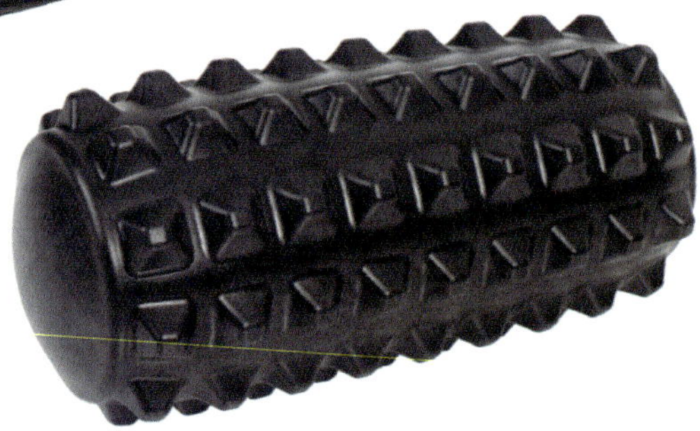

## ACTIBALL

Der Actiball ist ein luftgefülltes Regenerationstool zur Selbstmassage. Er ist leicht und platzsparend einzusetzen. Bei der Massage unter Einsatz des eigenen Körpergewichtes sollen vor allem Verklebungen und Verspannungen gelöst werden. Die Noppen ermöglichen einen noch effektiveren und angenehmen Massageeffekt, wobei die Durchblutung gefördert werden kann. Der Actiball wird im Bereich der Faszienfitness, in Training und Therapie eingesetzt.

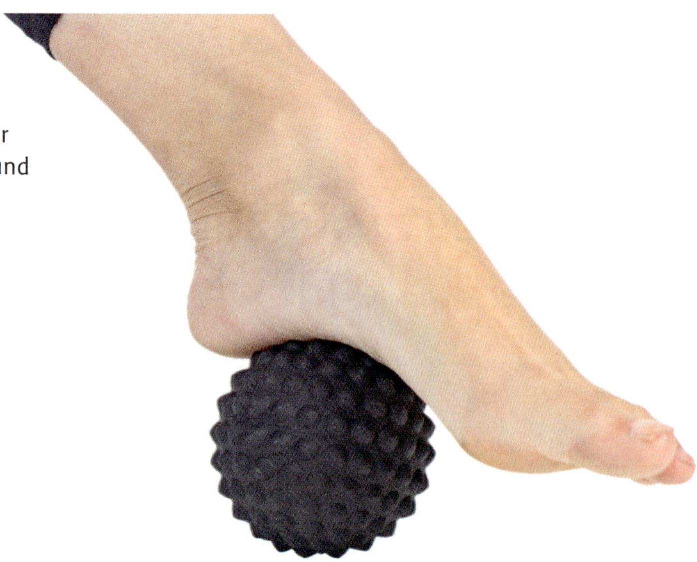

- Gehärtetes Ruton
- Ca. 9 cm Durchmesser
- Ca. 105 Gramm
- Robust
- Leicht zu reinigen
- Hautfreundlich
- Geruchlos
- 100 % recyclebar

## DUOBALL

Der Duoball ist ideal zur Selbstmassage und zur Lösung der verklebten Rücken- und Nackenfaszien geeignet. Eine Verwendung ist auch an der Wand oder auf dem Boden möglich. Durch den Abstand zwischen den zwei Bällen wird das Rückgrat geschont und die Massage ist noch effektiver.

- Geschäumtes PVC
- Größe 16 x 8 x 8 cm
- Robust
- Leicht zu reinigen
- Geruchsneutral
- 100 % recyclebar

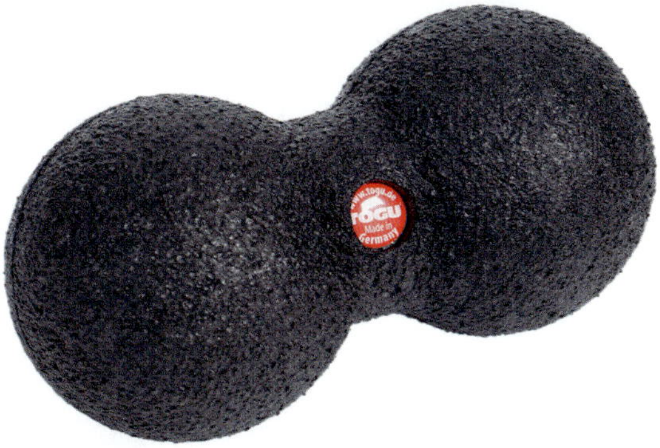

## BLACKROLL

Die bekannteste Rolle für Faszientraining ist wohl die Blackroll. Mit ihr werden Verklebungen und Verspannungen gelöst und somit auch Verwachsungen und Narbengewebe reduziert. Außerdem wird die Durchblutung gefördert und die Faszien werden wieder elastischer und widerstandsfähiger für den Alltag. Durch ihr leichtes Gewicht ist ein angenehmes Training möglich. Inzwischen gibt es die Blackroll auch in verschiedenen Härtegraden. Die Blackroll soft ist etwa 20 % weicher als das Original und dient der aktiven Regeneration. Vor allem für Neueinsteiger und ältere Personen ist die weichere Variante empfehlenswert.

- Geschäumtes PVC
- Ca. 30 x 15 cm groß
- Verschiedene Härtegrade (Blackroll soft 20 % weicher)
- Robust
- Leicht zu reinigen
- Hautfreundlich
- Geruchlos
- 100 % recyclebar

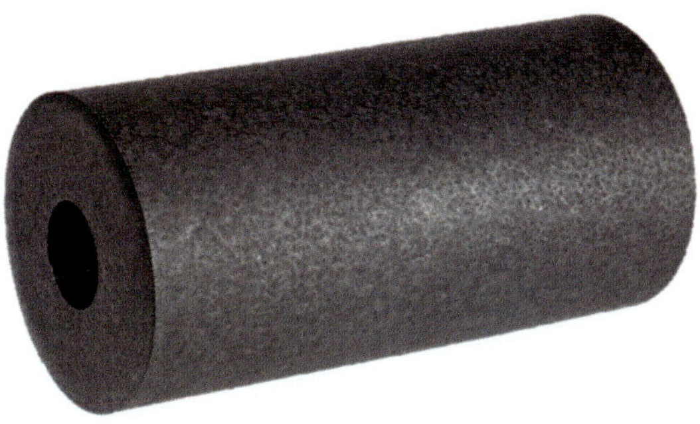

# JUMPER

Der Jumper ist ein multifunktionales Trainingsgerät und mit einem Trampolin vergleichbar. Durch ein Ventil kann die Luftfüllung reguliert werden. Außerdem sind die Oberfläche und die Bodenplatte rutschfest. Dadurch, dass die Bodenplatte nach innen gewölbt ist, kommt es zu einem Trampolineffekt. Somit erfolgt mit dem Jumper ein Ganzkörpertraining, speziell trainiert wird aber die tieferliegende Muskulatur mit ihrem Fasziengewebe. Gleichzeitig wird die Balance, Koordination und Sensomotorik unwillkürlich verbessert. Spaß und Freude bereitet der Trampolineffekt. Je nach Übungszweck kann das Trainingsgerät im Stehen, Sitzen oder Liegen verwendet werden. Am Anfang sollten sich die Übenden langsam an das ungewohnte instabile Fitnessgerät gewöhnen. Durch langsames, mittiges Aufsteigen merkt man schnell, dass der Ball einen guten Stand bietet, ohne dass die Fußgelenke belastet werden.

- Widerstandsfähiges Ruton
- Latexfrei und ohne verbotene Weichmacher
- Langlebig
- Gut stapelbar, da die Bodenplatte gewölbt ist
- Glasfaser-verstärkte Bodenplatte
- Trampolineffekt
- Luftfüllung kann reguliert werden
- 52 x 24 cm groß
- 4400 Gramm schwer
- Bis zu 200 kg belastbar

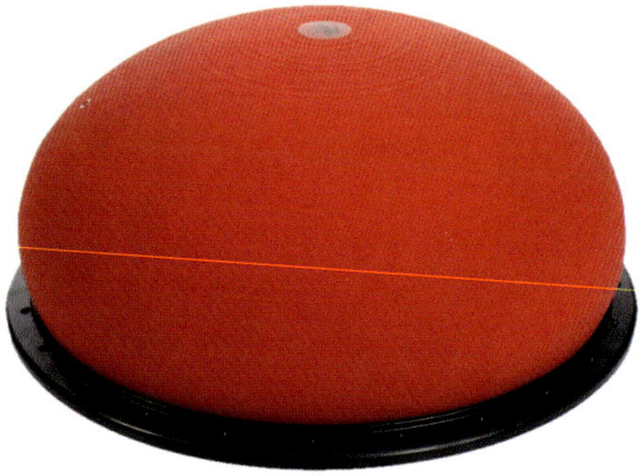

### Tipps zum Faszientraining

- ein bis zwei Trainingseinheiten pro Woche für ca. 10 Minuten
- 10 bis 20 Wiederholungen pro Muskelgruppe
- kann als Regeneration oder Erwärmung durchgeführt werden
- in den Körper „fühlen“, ob sich die Bewegung geschmeidig anfühlt
- alle vier Methoden (Dehnen, Federn und Springen, Ausrollen, Körperwahrnehmung – siehe unten) ausführen

Damit das Bindegewebe elastisch und beweglich bleibt, muss es genauso wie unsere Muskeln und Gelenke trainiert werden. Dabei kommt es auf ein vielfältiges Trainingsprogramm mit verschiedenen Dehnpositionen, Sprüngen und federnden Übungen an. Wenn wir unserem Fasziengewebe beim Training zu wenig Beachtung schenken, dann kommt es zu einer Unterforderung des Bindegewebes. Die Folgen sind Verklebungen der Faszien und damit verbundene Schmerzen.

Fazit: Wer seine Faszien richtig trainiert, verbessert nicht nur seine Beweglichkeit, sondern vermeidet auch Schmerzen. Positiver Nebeneffekt ist eine bessere Koordinationsfähigkeit.

### Die vier Ganzkörper-Methoden

- Dehnen und Mobilisieren („Fascial Stretching“)
- Federn und Springen („Rebound Elasticity)
- Ausrollen („Fascial Release“)
- Körperwahrnehmung („Sensory Refinement“)

## 4.2.1 DEHNEN („FASCIAL STRETCHING“)

Beim „Fascial Stretching“ werden Faszienzüge dynamisch oder langsam gedehnt. Mit weichen, katzenhaften Bewegungen wird die Flexibilität im Bindegewebe gesteigert, wie es auch im Yoga und Qi Gong zum Tragen kommt. Denn die Faszien mögen es, sich in alle Richtungen ziehen und dehnen zu lassen. Hier kann man seiner Kreativität freien Lauf lassen und durch einfache Veränderung bekannter Dehnübungen das ganze Faszien-Muskelsystem perfekt ankurbeln.

**Grundposition im Stand**

Aufrechter Stand mit etwa hüftbreiter Fußposition. Das Gewicht ist gleichmäßig auf beide Beine verteilt, und die Knie sind minimal gebeugt. Der Kopf ist in Verlängerung der Wirbelsäule, der Bauch ist angespannt und die Schultern sind nach hinten unten gezogen.

## „Räkeln und Strecken“

**Ausgangsposition:** Nehmen Sie die Grundposition ein und halten Sie dabei beide Arme über Kopf.

**Übungsausführung:** Recken und strecken Sie abwechselnd die Arme links und rechts in alle Richtungen. Dabei dürfen Sie ruhig einmal die „Komfortzone“ verlassen und sich nach vorne oder nach hinten bewegen. Auch sollten Sie die Handpositionen zwischendurch ändern. So können Sie nur den Handrücken oder nur die Handinnenseite zur Decke strecken. Bewegen Sie sich vielfältig in alle Richtungen.

**Hinweise:** Führen Sie die Bewegung geschmeidig und fließend durch.

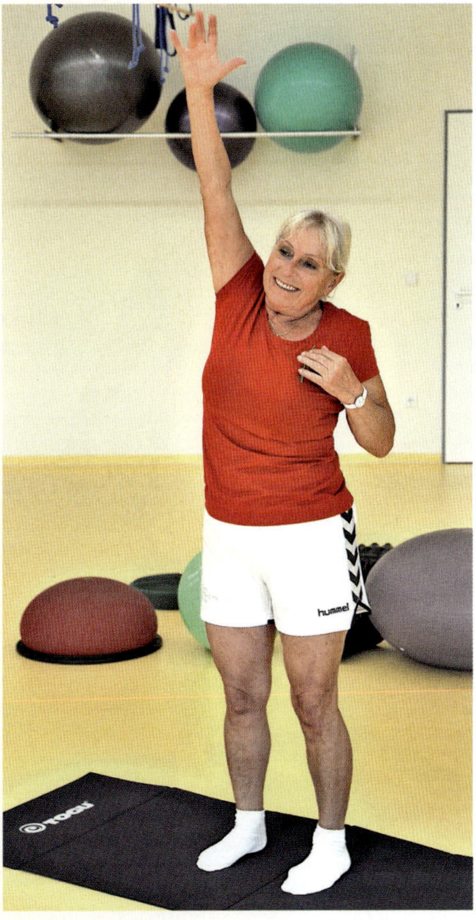

# „Fußballen-Ferse“

**Ausgangsposition:** Gehen Sie aus der Grundposition in den Ballenstand und führen Sie dabei ausgestreckt die Arme nach oben.

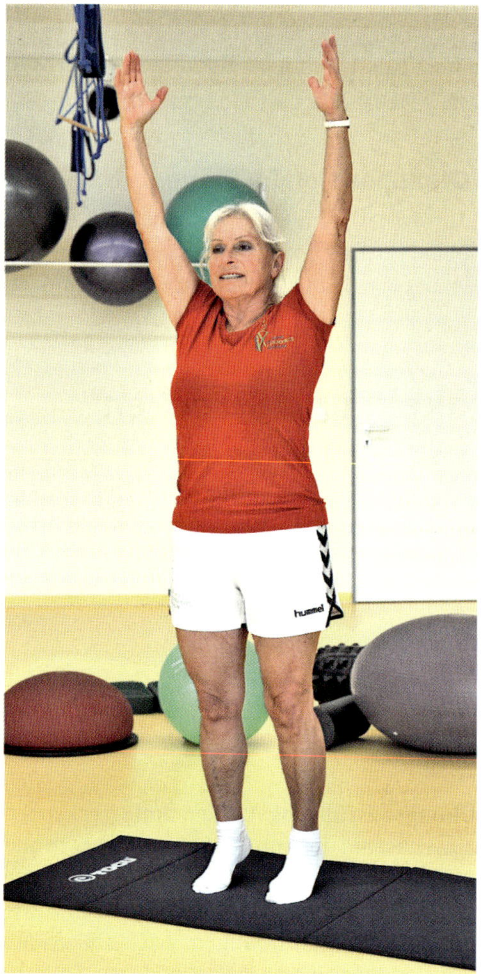

**Hinweise:** Versuchen Sie immer in der Ausgangs- und in der Endposition kurz das Gleichgewicht zu halten. Die Bewegungen sollten kontrolliert durchgeführt werden.

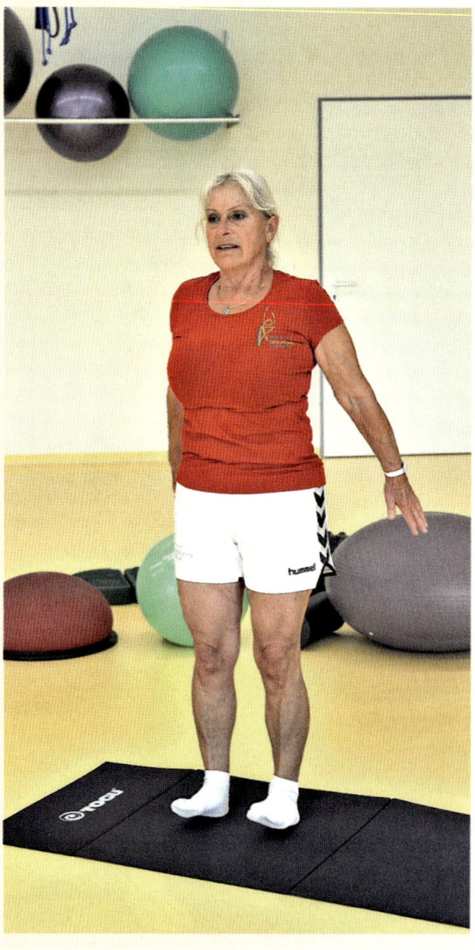

**Übungsausführung:** Zuerst bewegen Sie langsam die Arme gestreckt nach unten. Zeitgleich rollen Sie den ganzen Fuß über die Fußsohle ab und kommen in den Fersenstand. Die Fußsohle sollte bewusst wahrgenommen werden. Ihre Arme sind in der Endposition nach hinten gestreckt und die Zehenspitzen werden angezogen.

# „Armkreisen rückwärts“

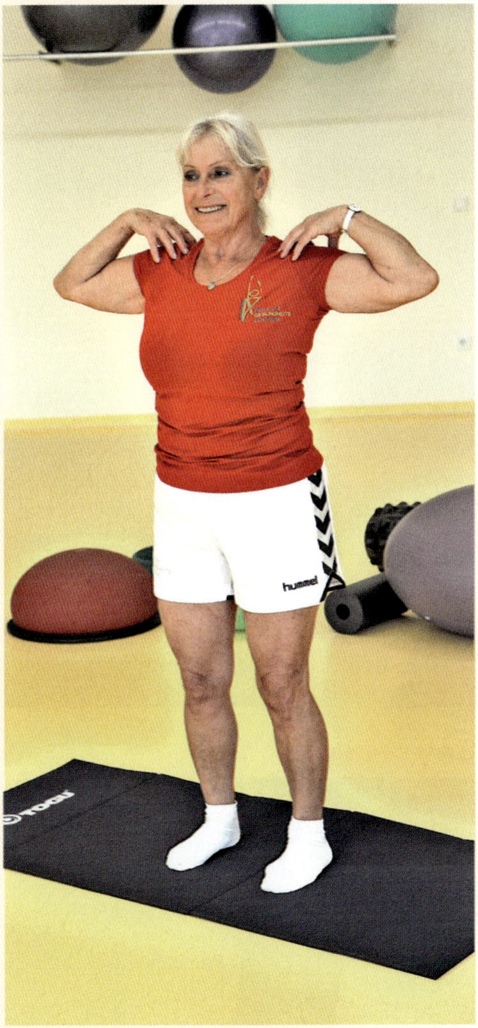

**Ausgangsposition:** Nehmen Sie die Grundposition ein und legen Sie die Hände auf die Schultern.

**Hinweise:** Achten Sie auf Bewegungseinschränkungen (zum Beispiel nach Schulter-OP) und führen Sie keine ruckhaften Bewegungen durch.

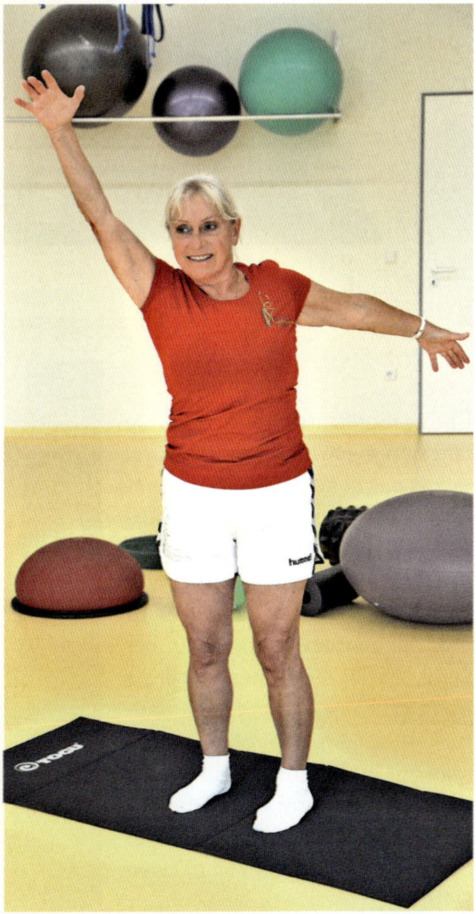

**Übungsausführung:** Bewegen Sie langsam, links-rechts die Schultern nach hinten und lassen diese im Schultergelenk kreisen. Dann lassen Sie die Bewegungsamplitude immer größer werden, indem Sie die Hände von den Schultern lösen. Zum Schluss kreisen Ihre fast gestreckten Arme rückwärts.

# „Seitziehen“

**Ausgangsposition:** Nehmen Sie die Grundposition ein und heben Sie die Arme in Seithalde an. Dabei zeigt die Handfläche nach oben.

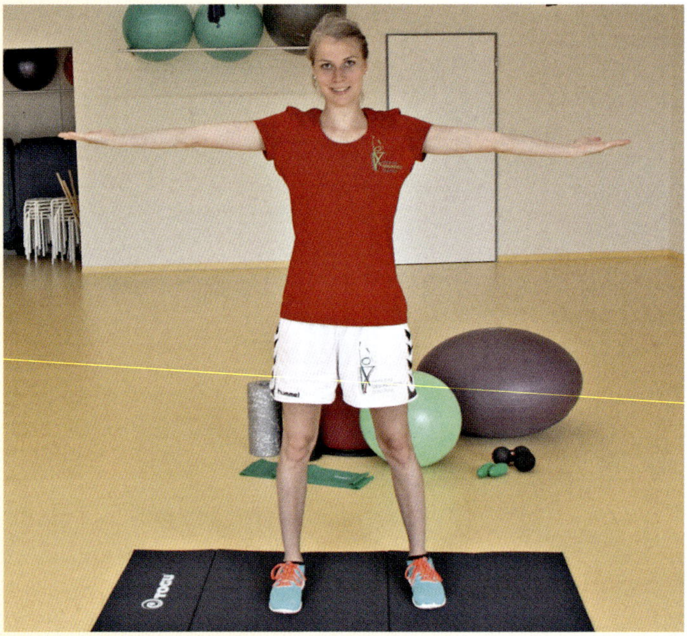

**Hinweise:** Bitte darauf achten, dass die Schultern nicht aktiv hochgezogen werden. Der gesamte Schultergürtel muss locker und darf nicht verspannt sein.

**Übungsausführung:** Ziehen Sie langsam die Arme nach links und rechts aus dem Schultergürtel heraus. Dabei bewegt sich Ihre Hüfte ebenfalls zur jeweiligen Seite. Ihre Füße bleiben fest auf dem Boden stehen und werden nicht mit abgehoben. Immer zu der Seite, zu der Sie ziehen, wird die Hand geschlossen und der Handrücken zeigt nach oben. Zieht man zur anderen Seite, dreht die Hand wieder zurück und die andere Seite öffnet sich. Der Kopf bewegt sich immer zur aktiven Seite mit.

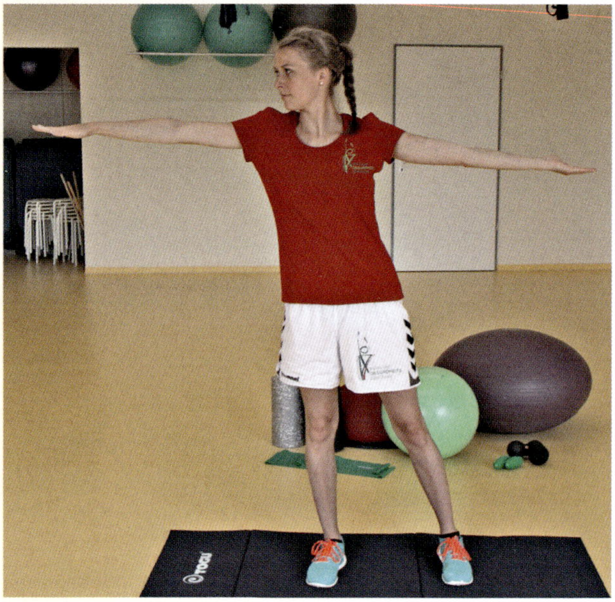

# „Windmühlenkreisen“

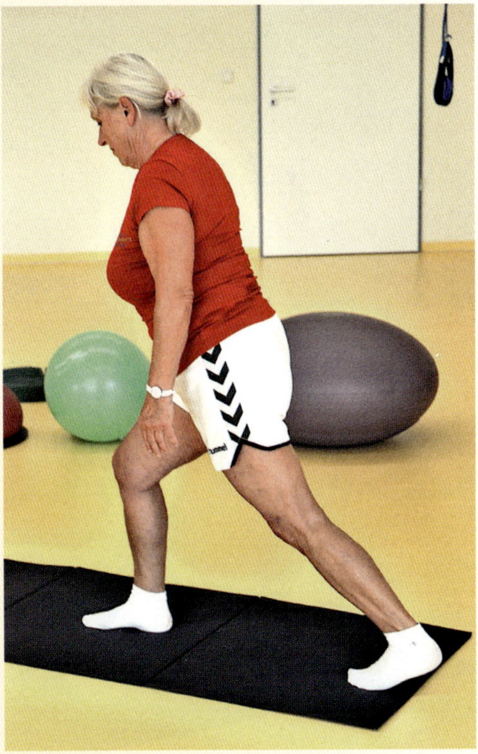

**Ausgangsposition:** Machen Sie einen Ausfallschritt nach vorne, sodass das vordere Bein gebeugt und das hintere gestreckt ist. Der Oberkörper ist dabei leicht nach vorne gebeugt. Ihre Arme befinden sich locker seitlich am Körper.

**Hinweise:** Achten Sie auf Lockerheit und fließende Bewegungen.

**Übungsausführung:** In dieser Ausgangsposition fangen Sie an, leicht nach vorne zu kreisen. Wichtig ist, dass die Arme dabei abwechselnd gestreckt nach vorne bewegt werden.

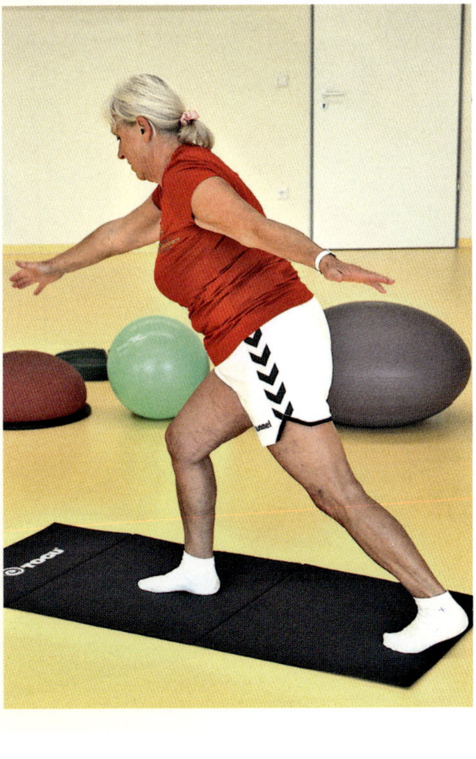

# „Geschmeidig wie eine Katze"

**Ausgangsposition:** Nehmen Sie zuerst einen weiten Grätschstand ein. Dann verlagern Sie das Gewicht auf eine Seite, sodass ein Bein gebeugt und das andere gestreckt ist. Ihre Arme befinden sich in der Seithalde.

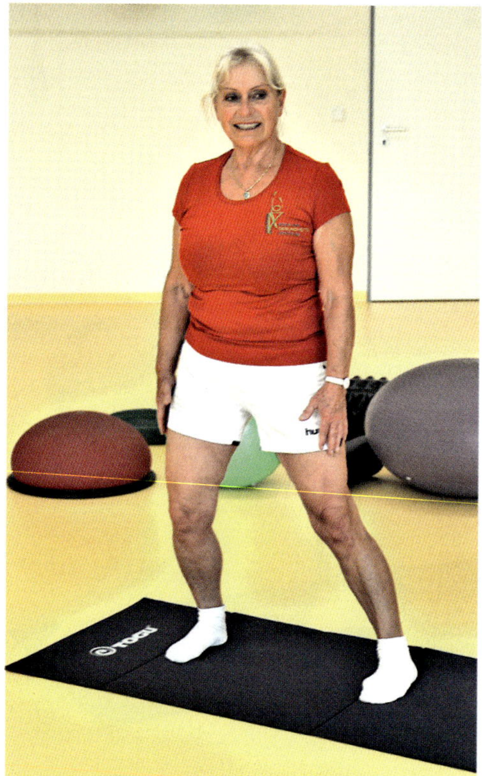

**Hinweise:** Die Übung wird anspruchsvoller, wenn Sie das gestreckte Bein vom Boden lösen und die gleiche Bewegungsausführung durchführen. Hierbei ist es hilfreich einen Punkt auf dem Boden zu fokussieren.

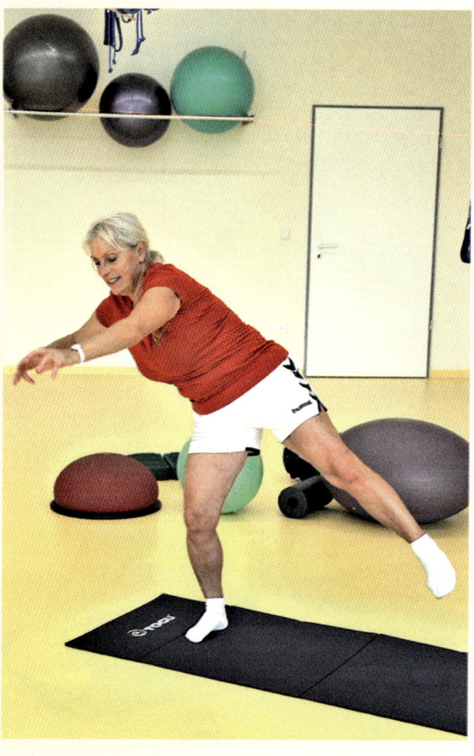

**Übungsausführung:** Bewegen Sie sich nun in alle Richtungen, sodass die Wirbelsäule ständig in Bewegung ist. Versuchen Sie auch, tief zu gehen, kommen Sie dann wieder hoch und bewegen Sie die Arme ständig mit. Führen Sie weiche und elastische Bewegungszüge durch.

# „Schieb dich weg“

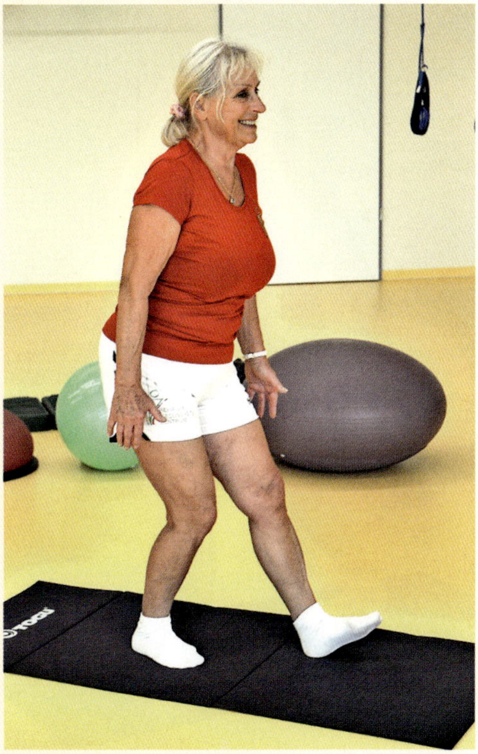

**Ausgangsposition:** Aus der Grundposition stellen Sie ein Bein mit der Ferse auf den Boden. Dieses Bein ist gestreckt und das andere leicht gebeugt. Neigen Sie Ihren Oberkörper leicht nach vorne, sodass der Rücken in der Verlängerung des Kopfes ist.

**Hinweise:** Halten Sie das Becken nicht starr, sondern lassen Sie es in alle Bewegungsrichtungen mitdrehen.

**Übungsausführung:** Aus dieser Position nehmen Sie ihre Arme in Brusthöhe nach oben und schieben die Handflächen in alle Richtungen. Versuchen Sie, den ganzen Arm mit der Handfläche bewusst nach vorne und zur Seite und nach hinten zu schieben. Der Oberkörper federt leicht in alle Richtungen mit.

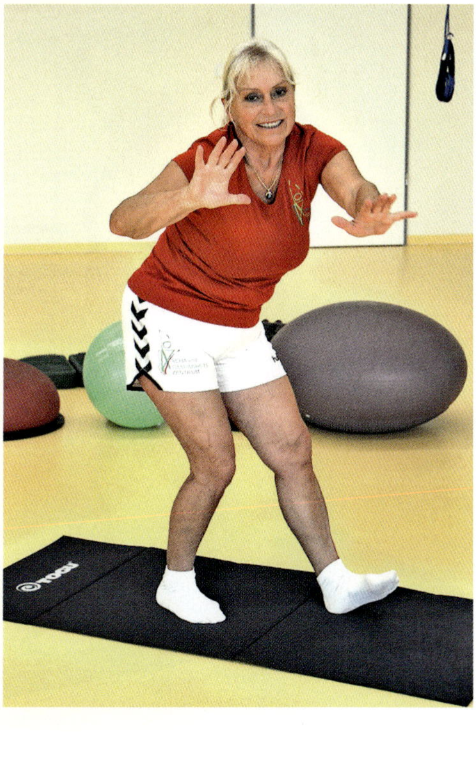

# „Drehung nach hinten“

**Ausgangsposition:** Aus der Grundposition machen Sie einen weiten Ausfallschritt, sodass das vordere Bein gebeugt und das hintere Bein gestreckt ist.

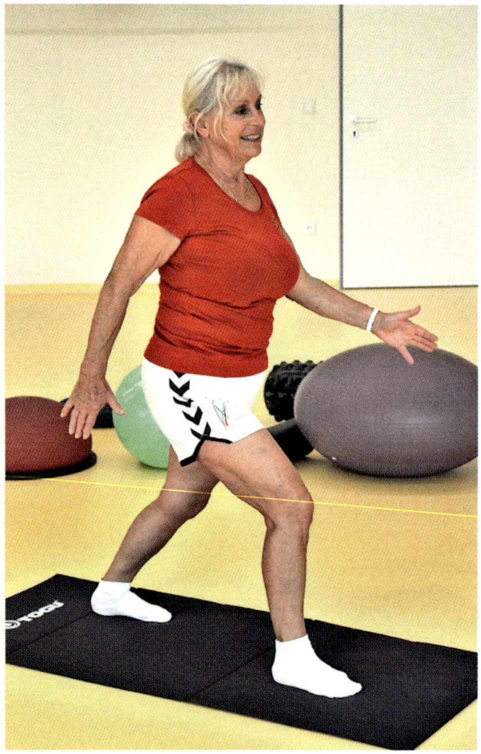

**Hinweise:** Bei dieser Übung dürfen Sie ein leichtes Hohlkreuz bilden.

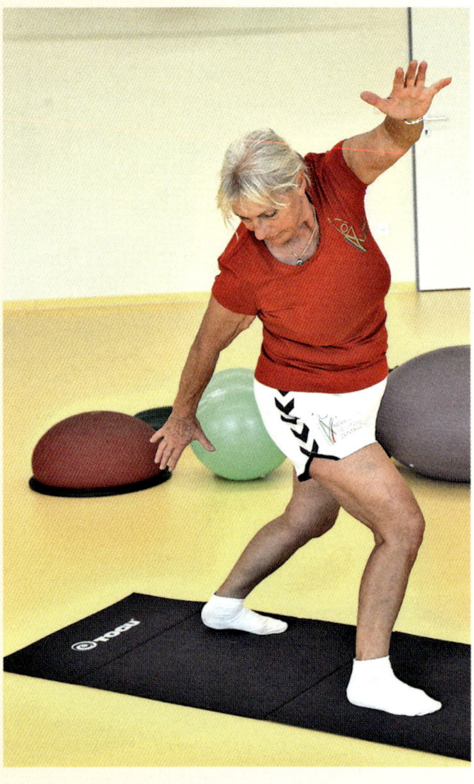

**Übungsausführung:** Drehen Sie sich zur Seite des gebeugten, vorderen Beines und führen Sie den gegengleichen Arm über Kopf. Dieser zieht nach hinten oben, währen der andere Arm nach hinten unten bewegt wird.

# „Einbeinig überkreuzt“

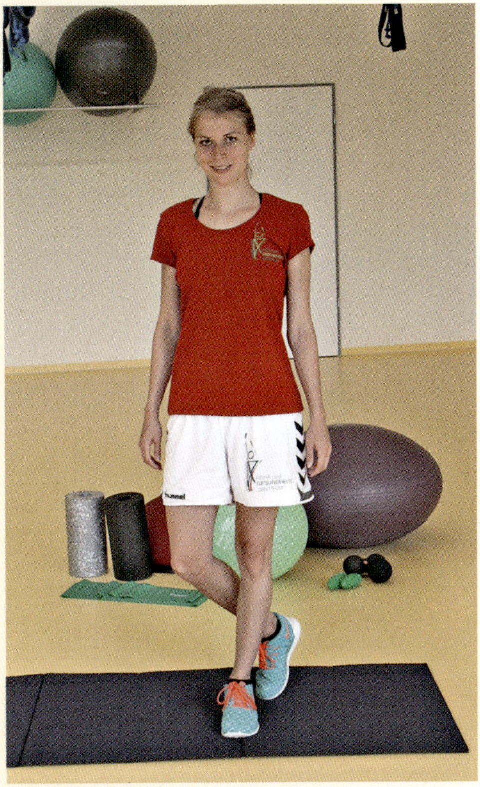

**Ausgangsposition:** Aus der Grundposition stellen Sie das rechte Bein hinter das linke Bein. Der linke Arm befindet sich locker seitlich am Körper. Versuchen Sie, das Gleichgewicht zu halten und einen aufrechten Stand einzunehmen.

**Hinweise:** Nehmen Sie eine Ganzkörperspannung ein.

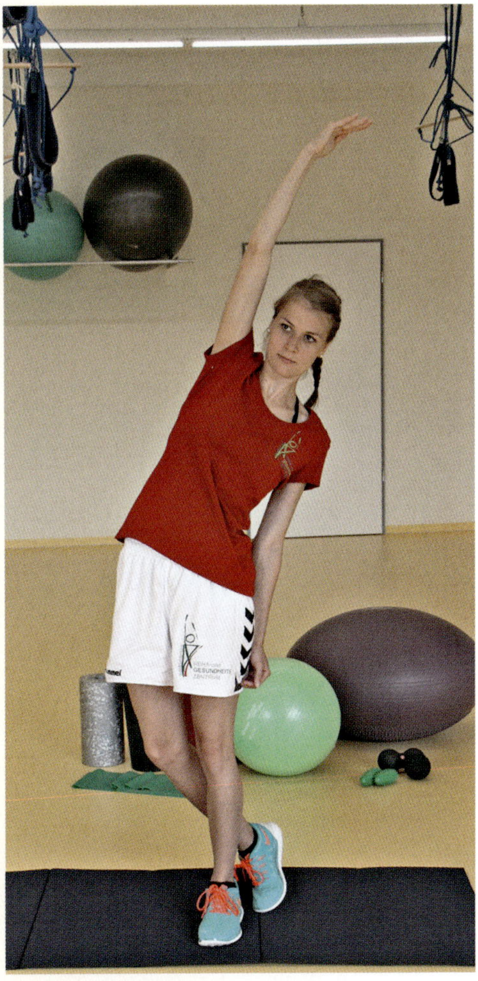

**Übungsausführung:** Aus dieser Position nehmen Sie Ihren rechten Arm über Kopf und federn diesen leicht rauf und runter. Versuchen Sie, bei jedem Federn weiter über den Kopf zu kommen.

## 4.2.2 FEDERN UND SPRINGEN („REBOUND ELASTICITY“)

Rebound Elasticity wird auch gerne der „Katapult-Mechanismus“ genannt. Dies ist vergleichbar mit einem Känguru, das über 10 Meter weit springen kann, weil seine Sehnen und Faszien wie ein Elastikband vorgespannt werden, um sie dann loszulassen und die gespeicherte Energie weichen zu lassen. Nur so kommen diese enormen Weiten überhaupt zustande. Dieses ist auch auf den menschlichen Körper übertragbar. Es muss eine Vorspannung des Fasziengewebes erfolgen, um gewisse Kraftleistungen überhaupt zu erbringen. Durch Hüpfen und Springen kann unser Muskel-Faszien-System darauf vorbereitet und gleichzeitig gekräftigt und widerstandsfähig gemacht werden, z. B. variantenreiche Sprünge (Hampelmann, Sprünge von links nach rechts, einbeinig und beidbeinig); im Rehabilitationssport nur federnde Übungen und weiche beidbeinige Sprünge.

## FEDERNDE BEWEGUNGEN

# „Auf der Stelle federn“

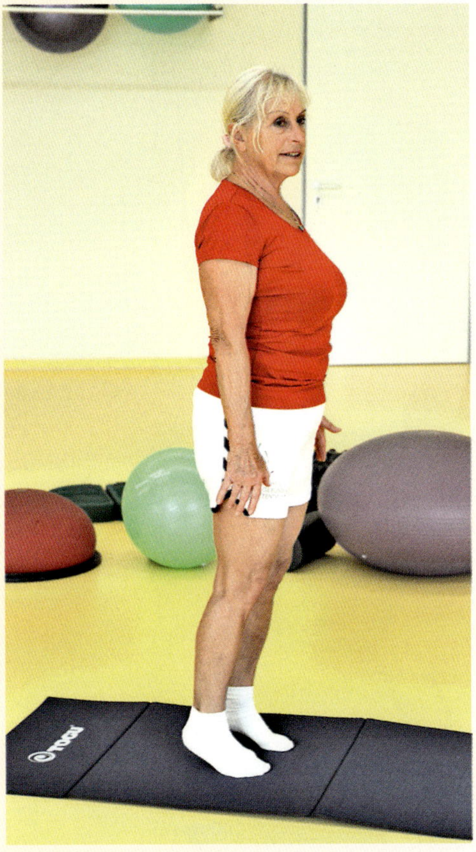

**Ausgangsposition:** Nehmen Sie die Grundposition und einen Ballenstand ein. Der Blick ist nach vorne gerichtet.

**Hinweise:** Achten Sie darauf, dass Sie in einer Linie bleiben und Rücken, Gesäß und Beine eine Linie bilden. Nicht nach vorne neigen!

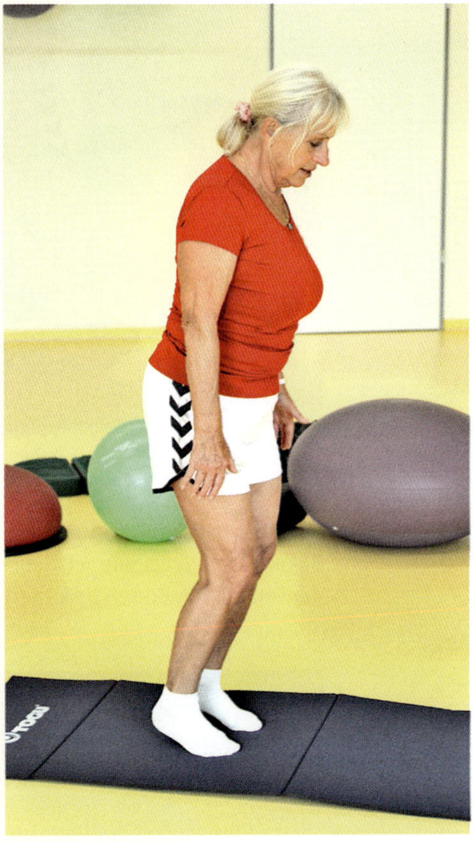

**Übungsausführung:** Aus dieser instabilen Position federn Sie leicht auf und ab, sodass die Fersen den Boden nicht berühren. Führen Sie kleine, federnde Bewegungen durch. Danach führen Sie die gleiche Bewegung mit weit geöffneten Beinen durch.

# „Federn aus der Schrittstellung“

**Ausgangsposition:** Nehmen Sie eine Schrittstellung nach vorne ein, sodass beide Beine fast gestreckt sind. Die Knie dürfen nicht ganz durchgedrückt sein. Die Arme hängen entweder locker seitlich runter oder sind in die Hüfte gestützt.

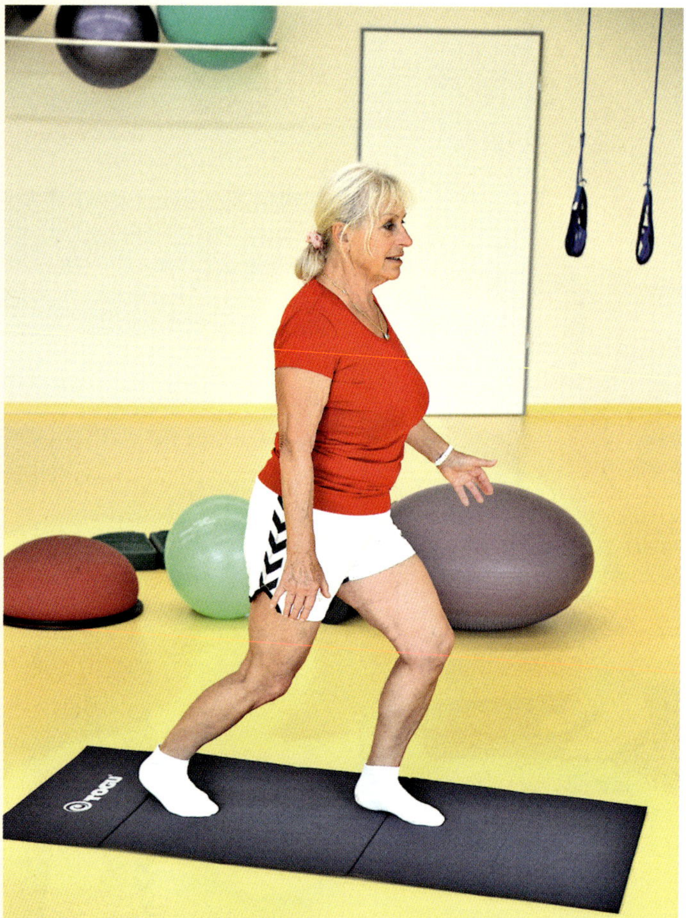

**Übungsausführung:** Aus dieser Schrittstellung gehen Sie in den Ballenstand. Jetzt wippen Sie langsam hoch und runter, ohne dass die Fersen den Boden berühren.

**Hinweise:** Achten Sie auf eine saubere Bewegungsausführung, ohne zu viel zu wackeln. Standfestigkeit und Rumpfstabilität aufbauen.

# „Spitzpopo“

**Ausgangsposition:** Beugen Sie sich so weit nach vorne, dass Ihre Hände den Boden berühren. Dabei sollten die Beine gestreckt sein und das Gesäß den höchsten Punkt einnehmen. Der Kopf ist in der Verlängerung der Wirbelsäule.

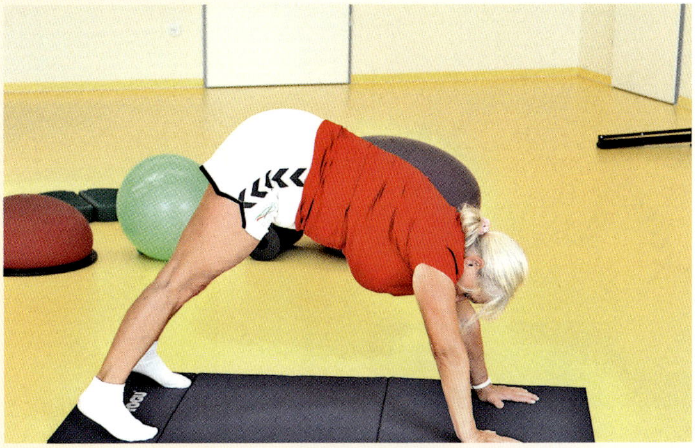

**Hinweise:** Bei dieser Übung sollte der Rhythmus variiert werden; mal mit beiden Füßen gleichzeitig, dann linker und rechter Fuß im Wechsel. Der Beinabstand kann auch von eng zu weit geändert werden.

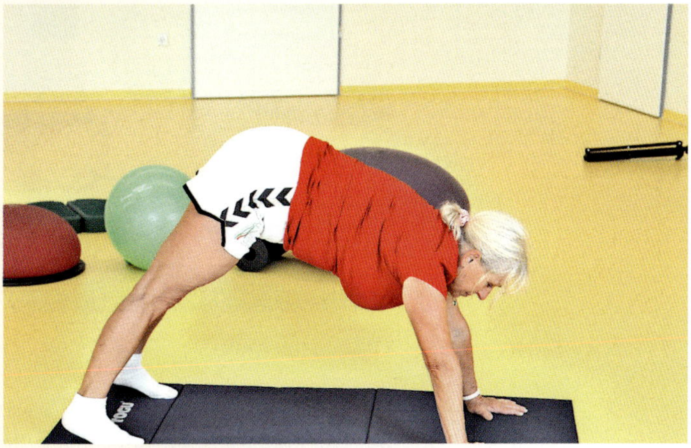

**Übungsausführung:** In dieser hohen Liegestützposition gehen Sie in den Ballenstand und federn leicht mit den Füßen. Ihre Ferse berührt nicht den Boden.

# „Verspielte Katze“

**Ausgangsposition:** Gehen Sie in den Vierfüßlerstand. Dabei ist das Gewicht gleichmäßig auf Beine und Arme verteilt. Die Gelenke, Hüfte – Knie und Schulter – Handgelenk, bilden jeweils eine Linie.

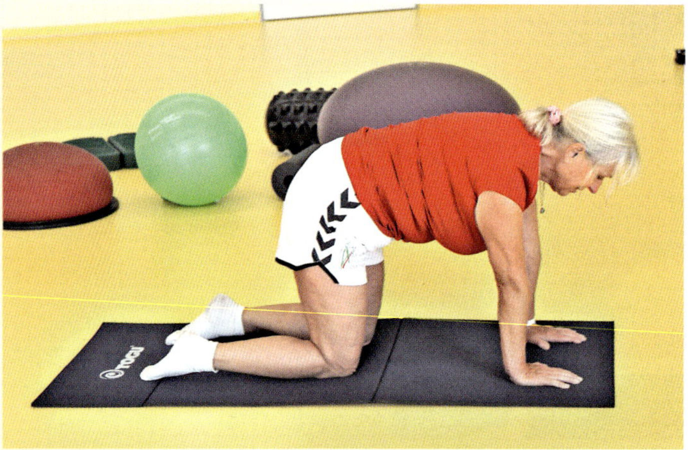

**Hinweise:** Je weiter Sie vorne arbeiten, also mehr in die Liegestützposition, desto schwieriger wird es.

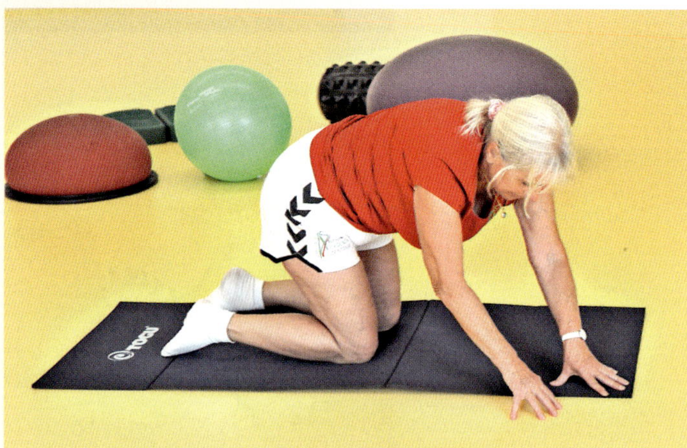

**Übungsausführung:** Aus dieser Vierfüßlerposition stellen Sie nur die Fingerkuppen auf den Boden. Jetzt drücken Sie sich immer wieder feste vom Boden ab und landen sanft auf den Fingerkuppen. Drehen Sie dabei Ihren Rumpf in alle Bewegungsrichtungen. Versuchen Sie, möglichst variantenreich zu sein.

# „Gartenarbeit“

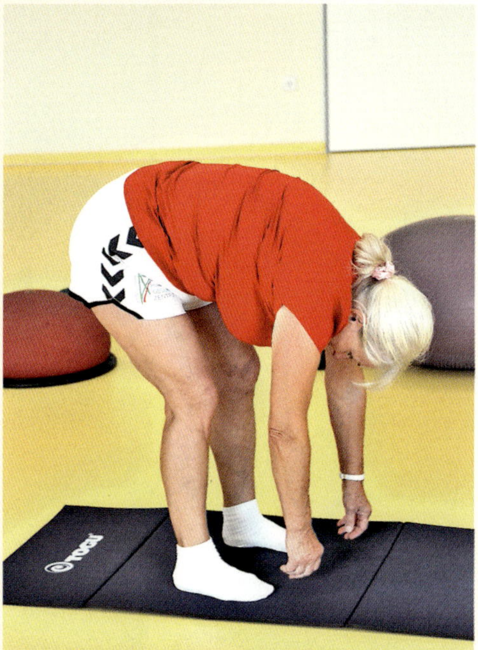

**Ausgangsposition:** Aus dem Stand beugen Sie sich langsam nach vorne und machen Ihren Rücken rund. Die Knie sind leicht gebeugt und der Kopf befindet sich etwas unter Kniehöhe. Beide Arme hängen locker runter.

**Hinweise:** Viele Winkel einnehmen und leicht und locker die Hände auf- und zumachen.

**Übungsausführung:** Aus dieser Rundrückenposition federn Sie langsam hoch und runter. Dabei wandern Sie von vorne zu Seite, wieder zurück zur Mitte und in die entgegengesetzte Richtung. Die Hände werden immer auf- und zugemacht, als ob Sie Unkraut zupfen würde. Erst langsam federn Sie mit den verschiedenen Bewegungsamplituden nach oben in den Stand.

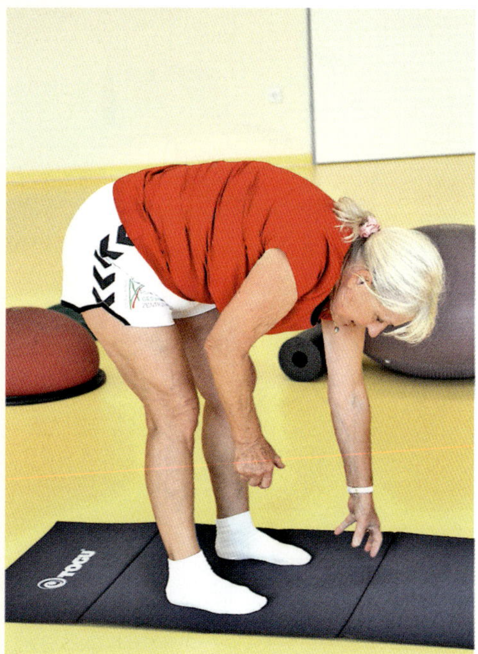

# „Komm hoch und reck dich“

**Ausgangsposition:** Aus dem Stand beugen Sie sich langsam nach vorne und machen Ihren Rücken rund. Die Knie sind leicht gebeugt und der Kopf befindet sich etwas unter Kniehöhe. Beide Arme hängen locker runter. Der ganze Körper hängt wie eine leblose Marionette.

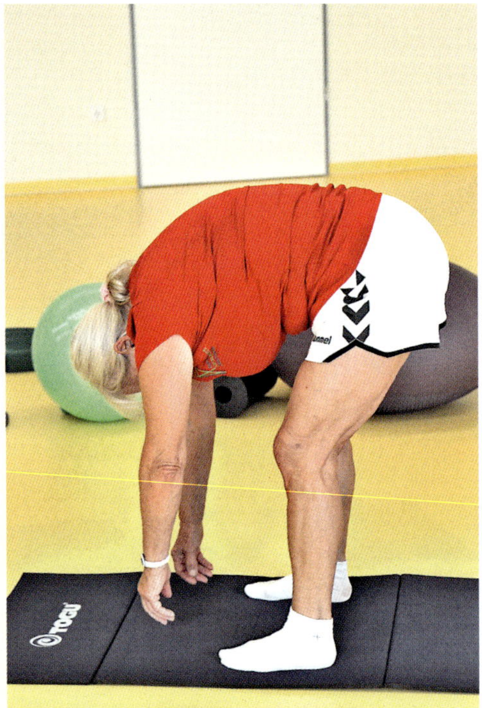

**Hinweise:** Achten Sie darauf, dass während der Übung die Bauch- und Gesäßmuskulatur angespannt ist. Die Übungsausführung darf nicht abgehackt, sondern muss fließend und rhythmisch sein.

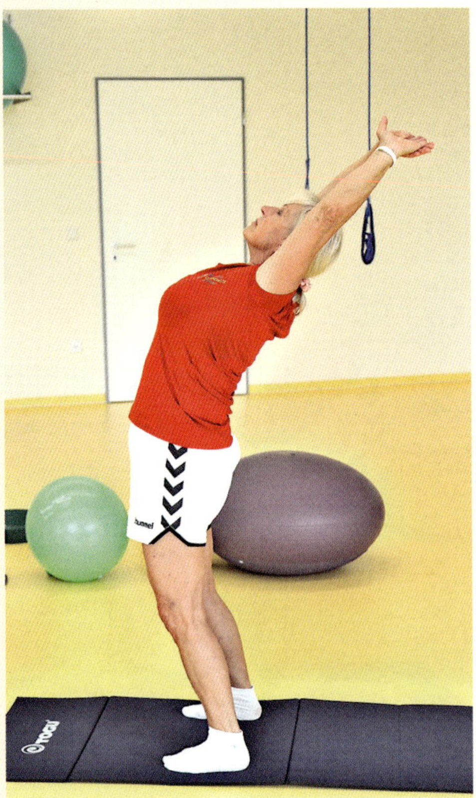

**Übungsausführung:** Langsam von der Lendenwirbelsäule bis zur Halswirbelsäule Wirbel für Wirbel aufrollen. Am Ende ist der ganze Körper gestreckt und die Schultern gehen nach hinten unten. Aus dieser Position fließend die Arme nach oben nehmen und dabei Handfläche auf Handfläche legen. In der Endposition aktiv die Arme über Kopf nach hinten federn. Der Körper nimmt eine Bogenspannung ein.

# „Überkreuzen“

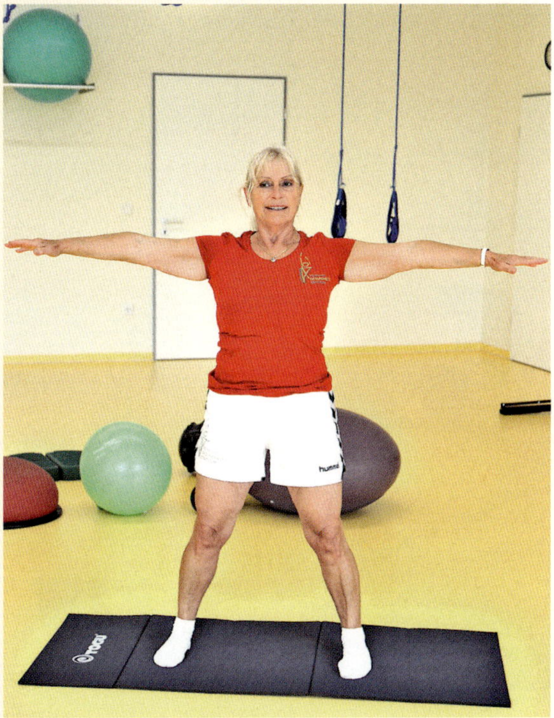

**Ausgangsposition:** Gehen Sie in die Grätsche und nehmen Sie beide Arme in die Seithalde. Achten Sie darauf, dass Sie eine Ganzkörperspannung aufbauen.

**Hinweise:** Achten Sie darauf, dass Sie nicht ins Hohlkreuz fallen.

**Übungsausführung:** Führen Sie nun abwechselnd gegengleich die Arme zu den Füßen. Somit gehen der rechte Arm zum linken Fuß und der linke Arm zum rechten Fuß. Richten Sie sich immer wieder auf und führen Sie diese Bewegung federnd durch.

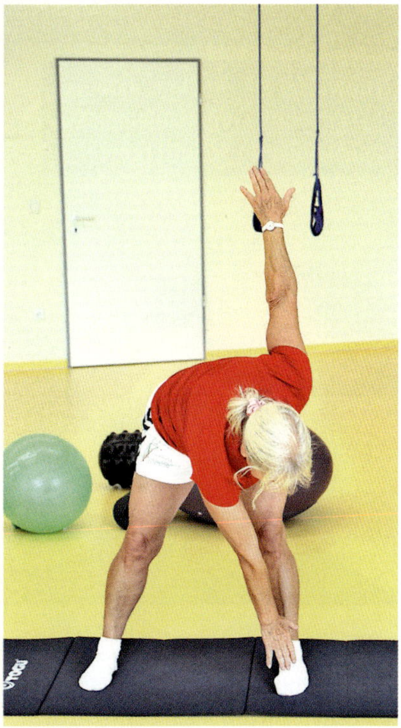

# „Sitz-Federung“

**Ausgangsposition:** Setzen Sie sich im Langsitz hin. Dabei sind der Oberkörper aufrecht und die Fußspitzen angezogen.

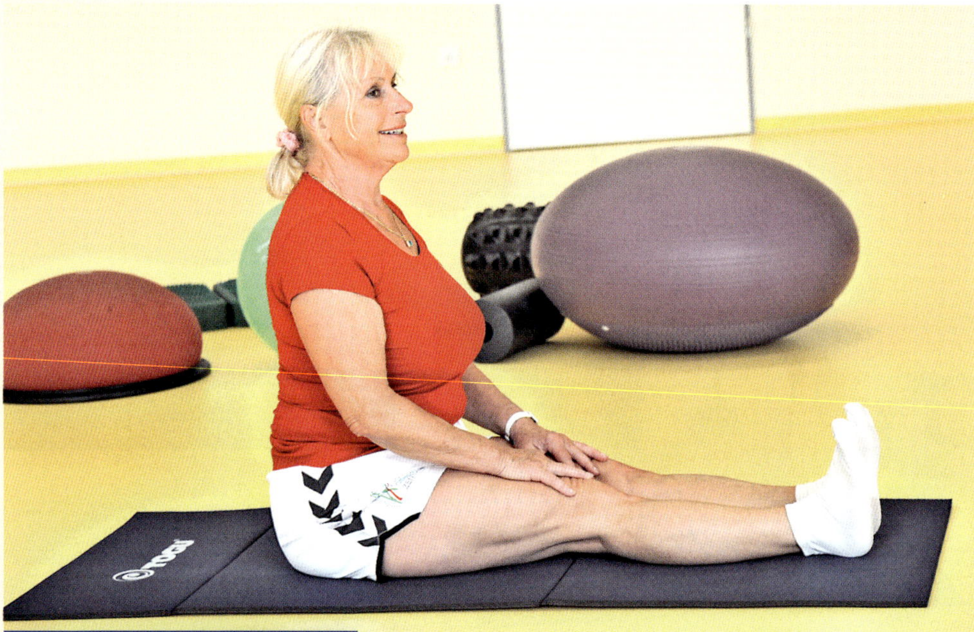

**Hinweise:** Der Rücken darf dabei gebeugt werden. Bleiben Sie aber locker im Schultergürtel.

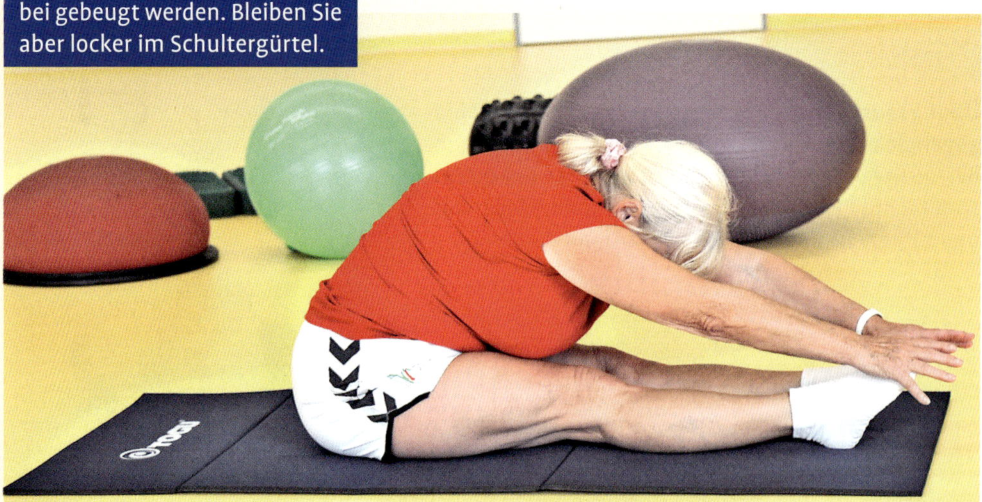

**Übungsausführung:** Federn Sie nun langsam vorwärts zu den Füßen. Versuchen Sie, so weit wie möglich mit den Händen zu den Fußspitzen zu gelangen. In der Bewegungsausführung gehen die Zehenspitzen nach vorne.

# „Roll dich zurück“

**Ausgangsposition:** Setzen Sie sich im Langsitz hin. Dabei sind der Oberkörper aufrecht und die Fußspitzen angezogen.

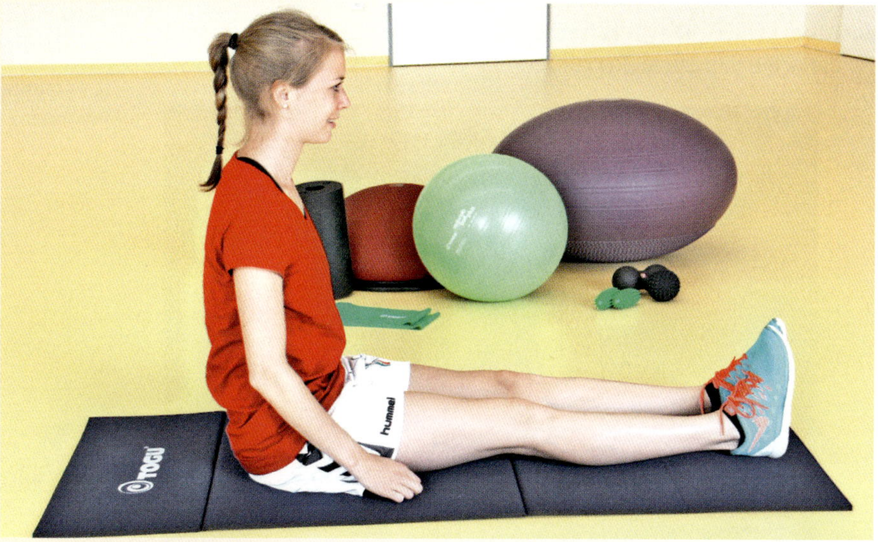

**Übungsausführung:** Rollen Sie sich langsam zurück und nehmen Sie die Beine über Kopf. Versuchen Sie, mit den Fußspitzen den Boden zu berühren. Aus dieser Haltung federn Sie langsam hoch und runter.

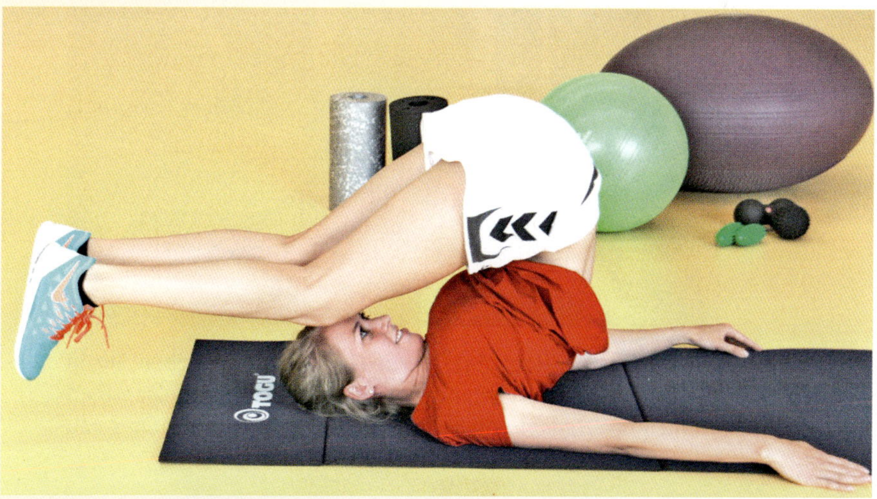

**Hinweise:** Bei akuten Rückenproblemen sollten Sie diese Übung nicht durchführen.

➢ Die vorherige Übung kann mit dieser kombiniert werden

Folgende Übungen können entweder mit dem „Jumper“ oder auch mit einem kleinen Trampolin durchgeführt werden.

## „Federn auf instabilem Untergrund“

**Ausgangsposition:** Stellen Sie sich aufrecht auf den Jumper. Die Knie sind leicht gebeugt und die Arme hängen locker runter.

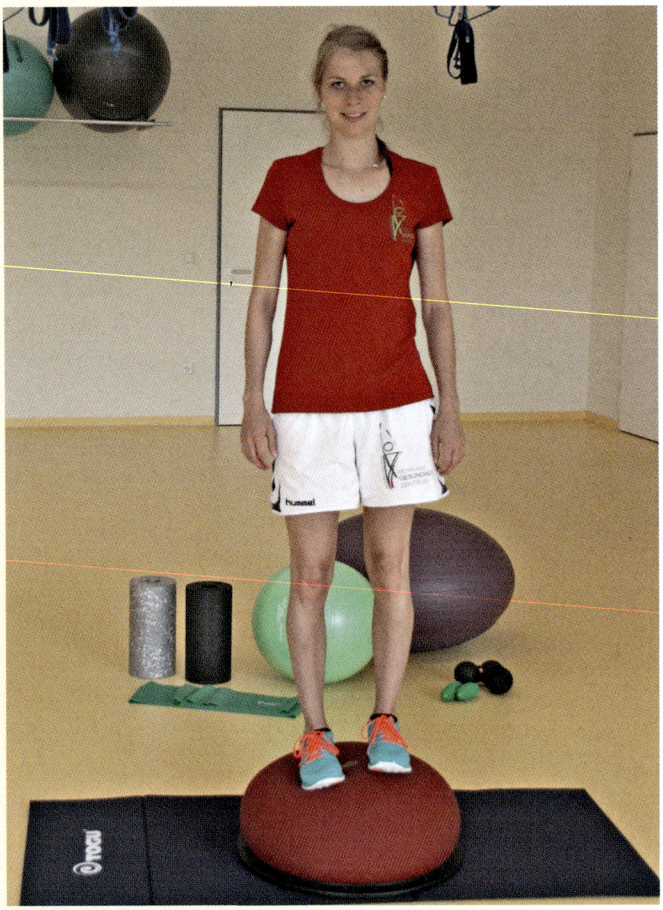

**Übungsausführung:** Aus dieser Grundposition gehen Sie in den Zehenstand und wippen locker hoch und runter. Die Ballen werden dabei nicht von der Fläche gelöst. Versuchen Sie so zu wippen, dass die Ferse den Untergrund nicht berührt.

**Hinweise:** Versuchen Sie, das Gleichgewicht so lange wie möglich zu halten. Am besten fixieren Sie mit den Augen einen festen Punkt am Boden.

# „Springen auf instabilem Untergrund"

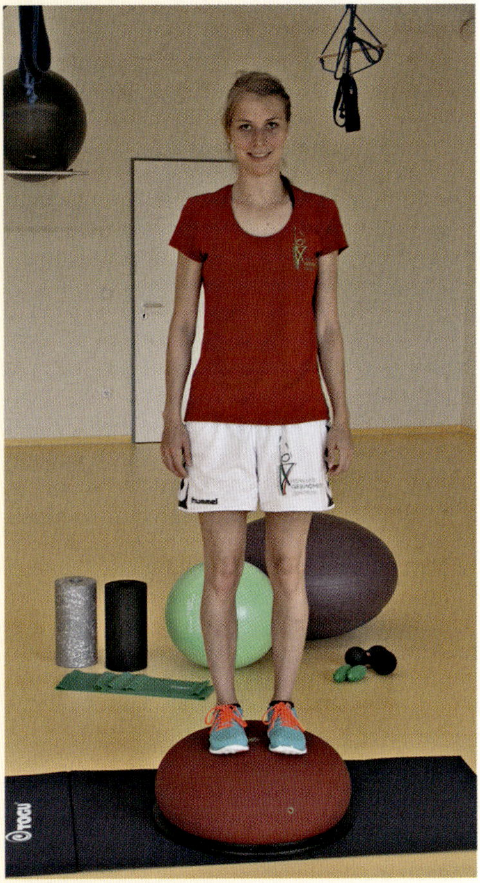

**Ausgangsposition:** Stellen Sie sich aufrecht auf den Jumper. Die Knie sind leicht gebeugt und die Arme hängen locker runter. Versuchen Sie, das Gleichgewicht zu halten.

**Hinweise:** Dadurch, dass der Jumper eine abgerundete Oberfläche hat, ist es schwierig, das Gleichgewicht nach dem Sprung zu halten. Diese Übung sollten nur geübte Teilnehmer durchführen.

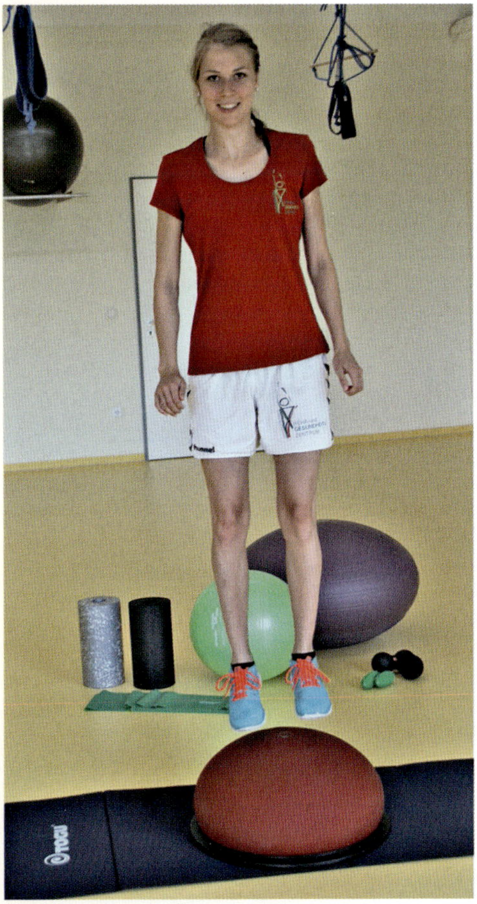

**Übungsausführung:** Springen Sie jetzt aktiv nach oben und fangen Sie sich dann weich auf dem Jumper wieder ab. Nehmen Sie Ihre Arme dynamisch mit und halten Sie eine stabile Ganzkörperspannung. Führen Sie mehrere kleine Sprünge hintereinander durch.

# „Seitsprünge auf instabilem Untergrund“

**Ausgangsposition:** Stellen Sie sich aufrecht mit einem Fuß auf den Jumper. Der andere Fuß befindet sich seitwärts auf dem Boden. Die Knie sind leicht gebeugt und die Arme hängen locker runter.

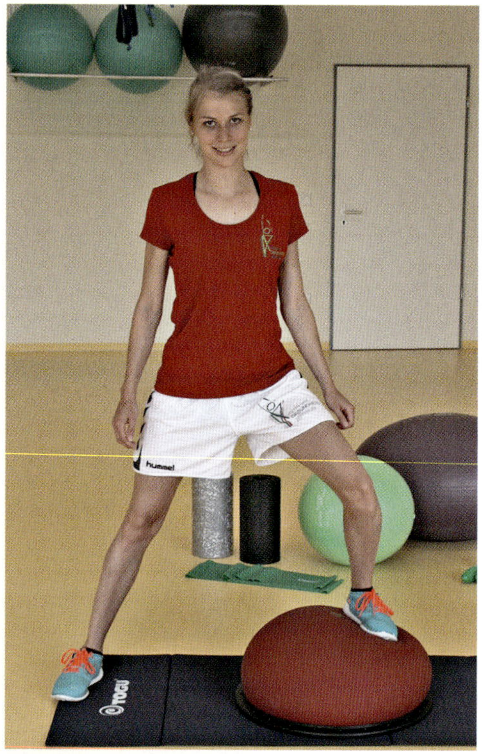

**Hinweise:** Dadurch, dass der Jumper eine abgerundete Oberfläche hat, ist es schwierig, mittig zu landen. Eine gewisse Körperbeherrschung ist unbedingt notwendig. Diese Übung sollten nur geübte Teilnehmer durchführen.

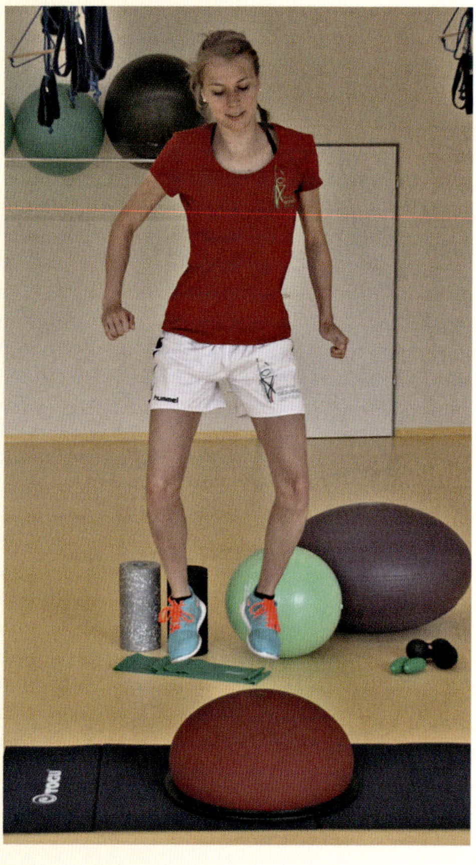

**Übungsausführung:** Springen Sie jetzt aktiv nach seitwärts oben und fangen Sie sich dann weich mit dem anderen Bein auf dem Jumper wieder ab. Nehmen Sie Ihre Arme dynamisch mit und halten Sie eine stabile Ganzkörperspannung. Führen Sie mehrere kleine Seitwärts-Sprünge hintereinander durch.

# „Wechselsprünge auf instabilem Untergrund“

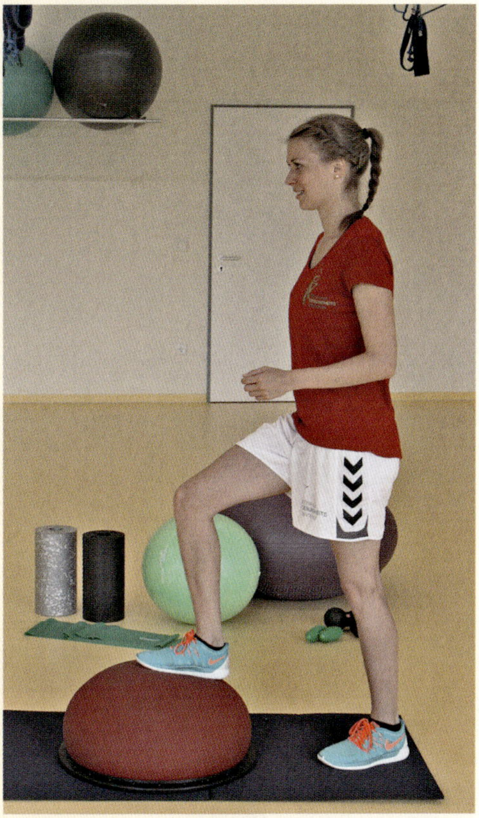

**Ausgangsposition:** Stellen Sie sich mit einem Ausfallschritt einbeinig auf den Jumper. Das vordere Bein ist gebeugt und das hinter Bein gestreckt. Der Kopf ist in Verlängerung der Wirbelsäule.

**Hinweise:** Dadurch, dass der Jumper eine abgerundete Oberfläche hat, ist es schwierig, das Gleichgewicht nach dem Sprung zu halten. Diese Übung sollten nur geübte Teilnehmer durchführen.

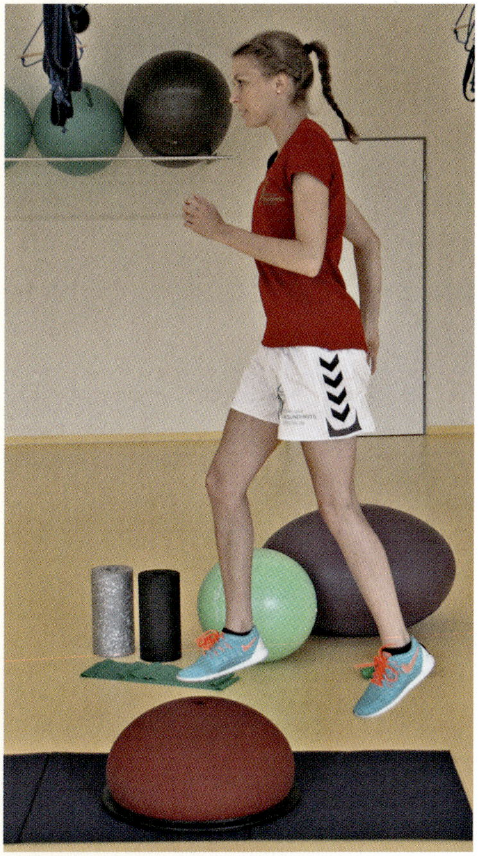

**Übungsausführung:** Springen Sie jetzt aktiv nach oben und wechseln Sie in der Luft die Beine. Nun fangen Sie sich mit dem anderen Bein weich auf dem Jumper ab. Nehmen Sie Ihre Arme dynamisch mit und halten Sie eine stabile Ganzkörperspannung. Führen Sie mehrere Wechselsprünge hintereinander nach oben durch.

# HÜPFENDE/SPRINGENDE BEWEGUNGEN

## „Beidbeiniges Hüpfen auf der Stelle“

**Ausgangsposition:** Nehmen Sie die Grundposition ein und stellen Sie sich auf die Zehenspitzen. Ganz wichtig ist, dass Sie ganz locker und entspannt sind. Die Arme hängen seitlich am Körper entlang und die Schultern sind tief.

**Hinweise:** Achten Sie darauf, dass Ihre Knie nie durchgedrückt sind und Sie den Schwung weich abfangen. Teilnehmer mit einem Bandscheibenvorfall sollten diese Übung nur federnd ausführen.

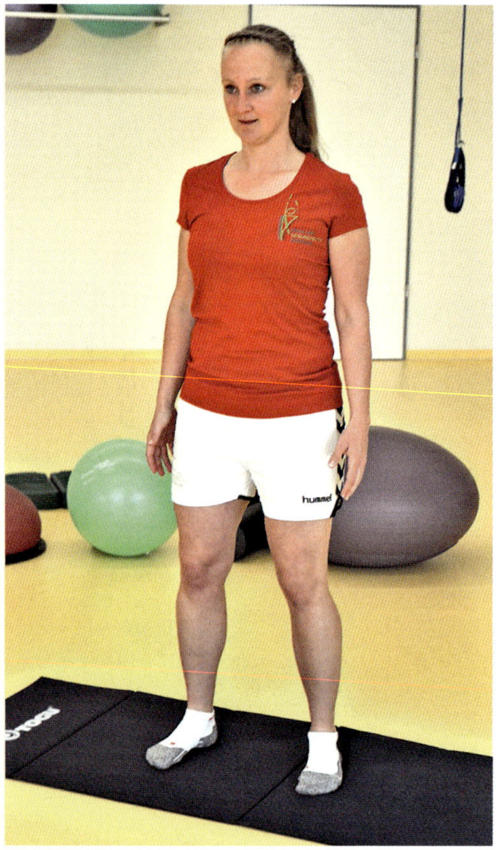

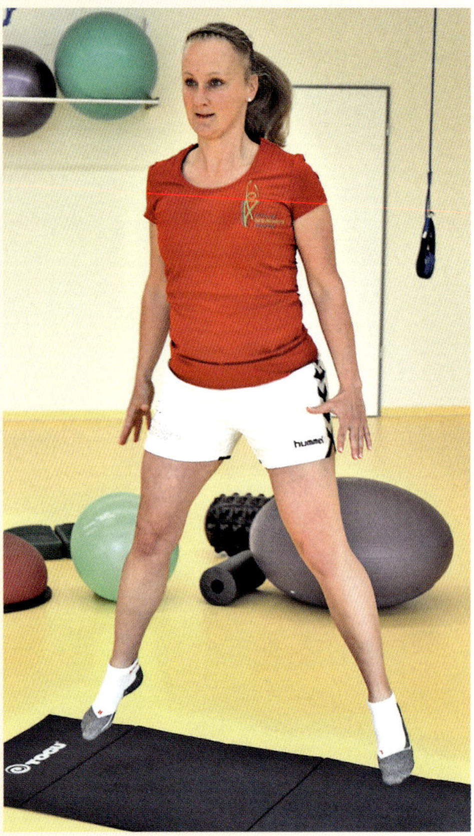

**Übungsausführung:** Aus dieser Haltung hüpfen Sie ganz leicht und locker hoch und runter. Sie hüpfen nur etwa 10–15 Zentimeter hoch und landen immer weich auf Ihren Ballen.

## „Gut drauf sein“

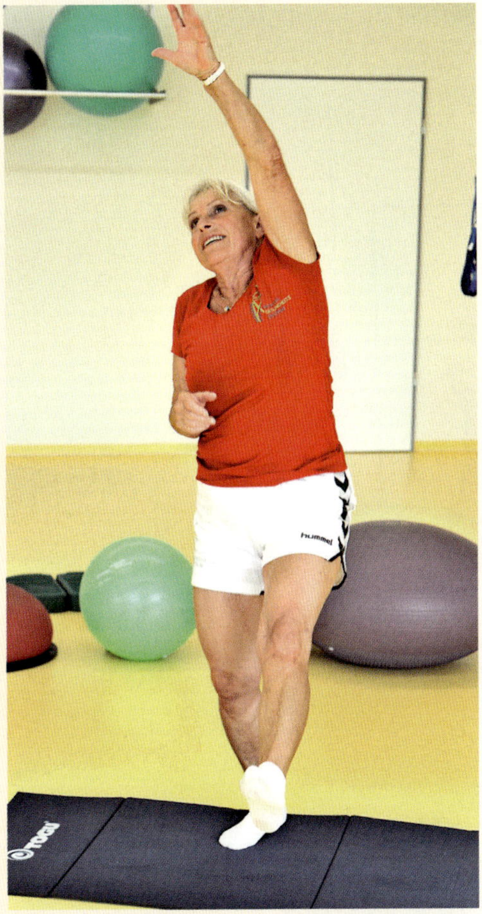

**Ausgangsposition:** Nehmen Sie die Grundposition ein und seien Sie locker und entspannt.

**Hinweise:** Denken Sie nicht so viel nach, sondern lassen Sie sich einfach treiben. Umso gelöster und freier sind Sie.

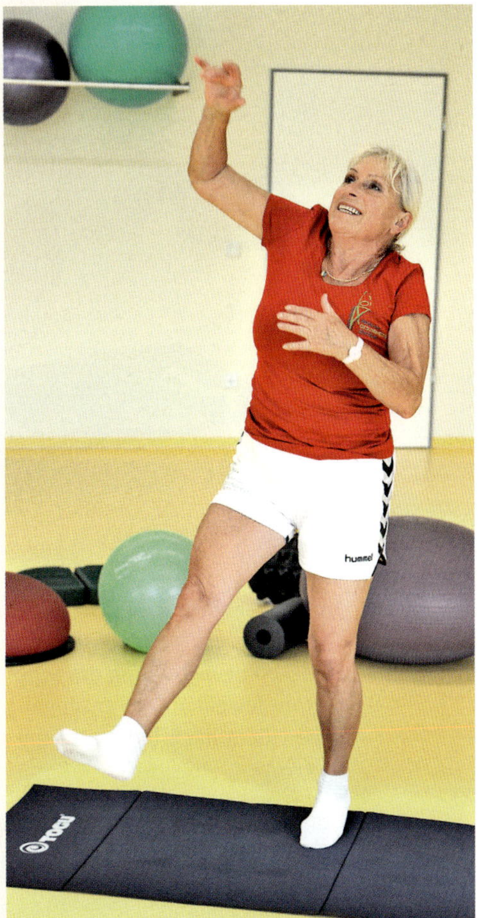

**Übungsausführung:** Hüpfen Sie nun hoch und runter, von dem rechten zum linken Bein, links und rechts und nehmen Sie dabei die Arme so, wie es Ihnen gefällt, mit. Denken Sie einfach, Sie sind gut drauf und zeigen dieses Ihrer Umwelt. Lassen Sie sich treiben und führen alle Bewegungen rhythmisch und elastisch durch.

# „Hüft-Springen“

**Ausgangsposition:** Stellen Sie sich so hin, dass Ihre Füße zur Seite zeigen und Ihre Schultern gerade und parallel zum Boden sind.

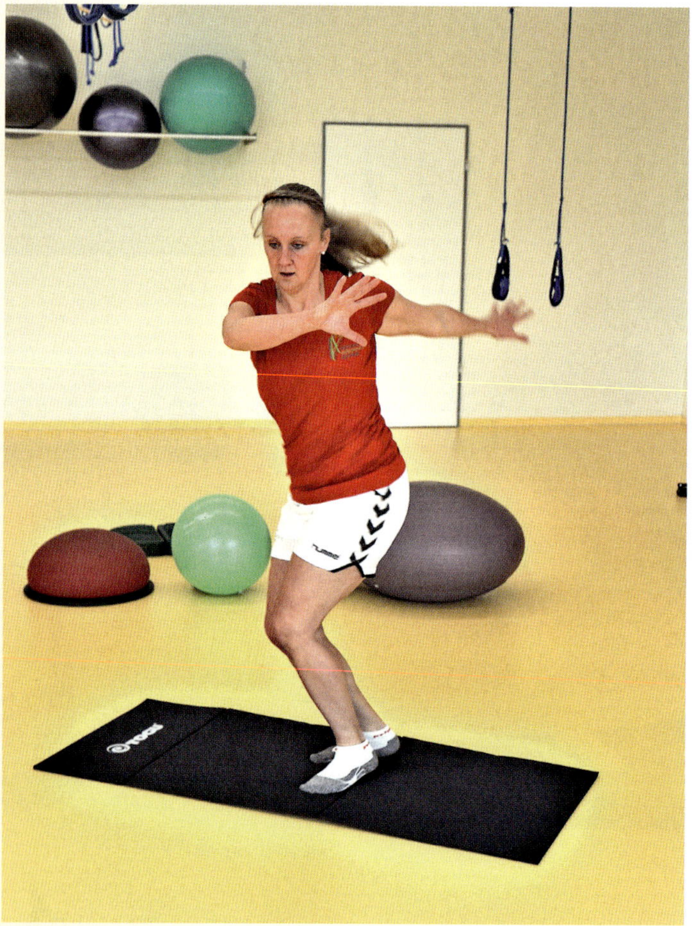

**Übungsausführung:** Drehen Sie durch leichte Sprünge Ihre Hüfte von links nach rechts und umgekehrt. Dabei sollte sich nur das Becken bewegen und die Schultern bleiben stabil. Nehmen Sie die Arme jeweils in die entgegengesetzte Richtung mit, sodass sich die Hüfte nach links und die Arme nach rechts und umgekehrt bewegen.

**Hinweise:** Bleiben Sie elastisch und achten Sie darauf, dass sich nur die Hüfte bewegt und die Schultern stabil und waagerecht zum Boden bleiben.

# „Seite-zur-Seite-Sprung“

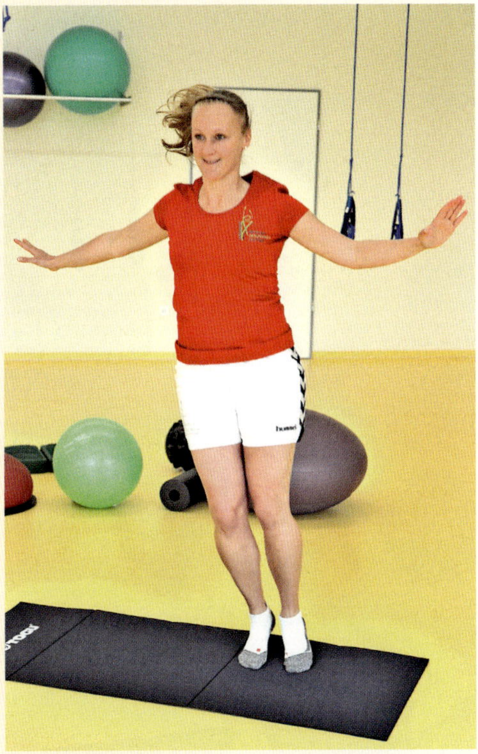

**Ausgangsposition:** Nehmen Sie in der Grundposition eine aktive Position ein und halten Sie Ihre Arme in einem 90-Grad-Winkel dynamisch am Körper.

**Hinweise:** Als Steigerung kann die Übung auch nur mit einem Bein ausgeführt werden. Für ältere Teilnehmer nicht zu empfehlen.

**Übungsausführung:** Stellen Sie sich vor, Sie springen mit beiden Beinen gleichzeitig seitlich über eine Linie; immer von links nach rechts und umgekehrt. Die Füße sind etwa schulterbreit auseinander und Sie springen etwa 10–15 Zentimeter zur Seite und dann wieder zur anderen Seite. Der Sprung sollte flach über dem Boden erfolgen.

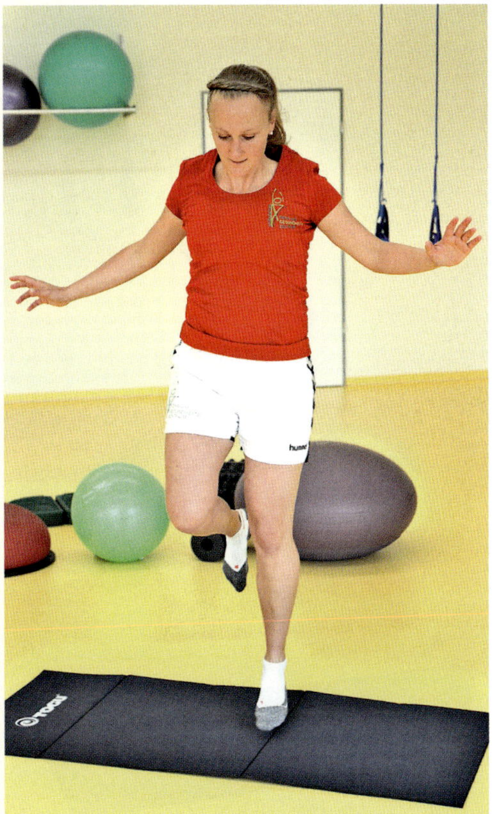

# „Wechselsprung vorwärts"

**Ausgangsposition:** Machen Sie einen weiten Ausfallschritt nach vorne. Beide Beine sind gebeugt und die Fußspitzen zeigen nach vorne. Ihre Haltung ist aktiv und dynamisch, wobei der Bauch und das Gesäß angespannt sind.

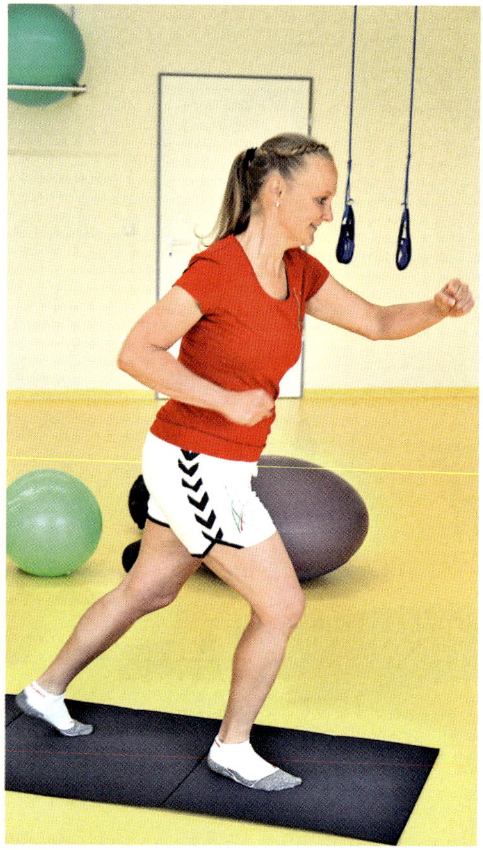

**Hinweise:** Achten Sie auf ein weiches und stabiles Landen. Halten Sie das Gleichgewicht.

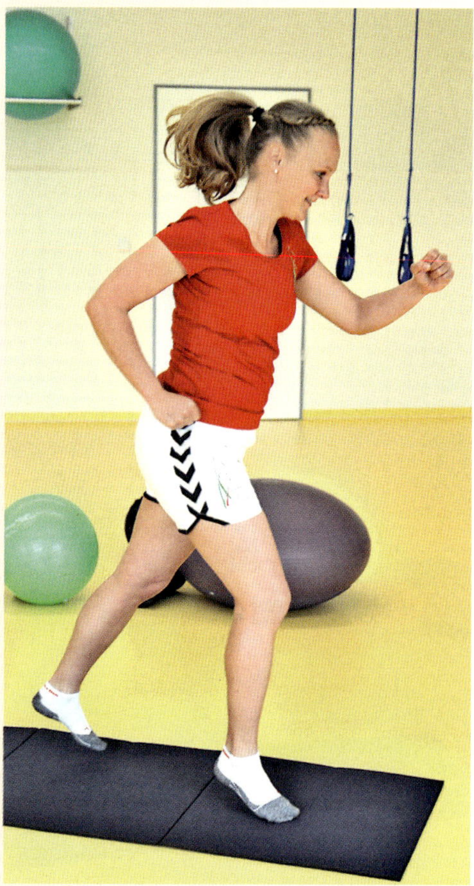

**Übungsausführung:** Aus dieser tiefen Position springen Sie dynamisch nach oben, nehmen Ihre Arme aktiv mit und wechseln in der Luft die Schrittstellung, sodass Sie mit dem anderen Bein nach vorne landen. Wenn Sie wieder Halt gefunden haben und Ihr Körper stabil ist, führen Sie den nächsten Sprung durch. Intensiver wird die Übung, wenn Sie in der Luft „Schattenboxen" durchführen.

# „Hocksprung“

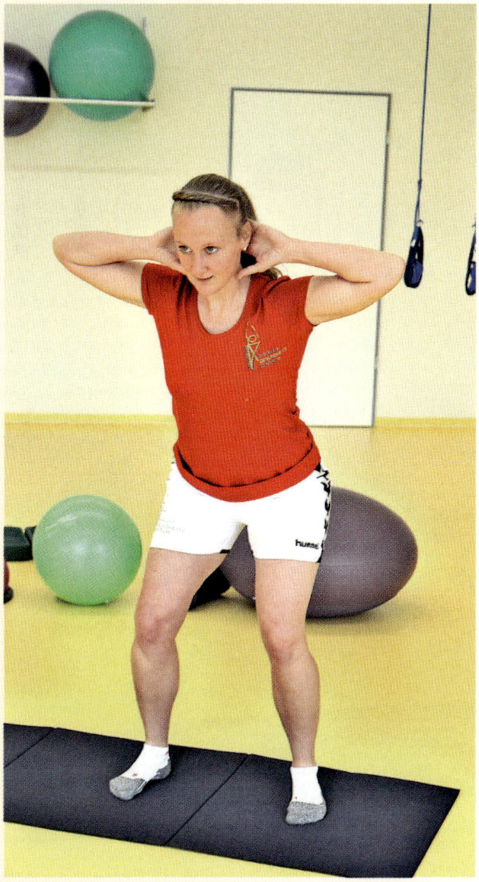

**Ausgangsposition:** Nehmen Sie die Grundposition ein und legen Sie die Hände an den Kopf.

**Hinweise:** Achten Sie in der Luft auf eine gerade und stabile Haltung. Landen Sie mit gebeugten Knien.

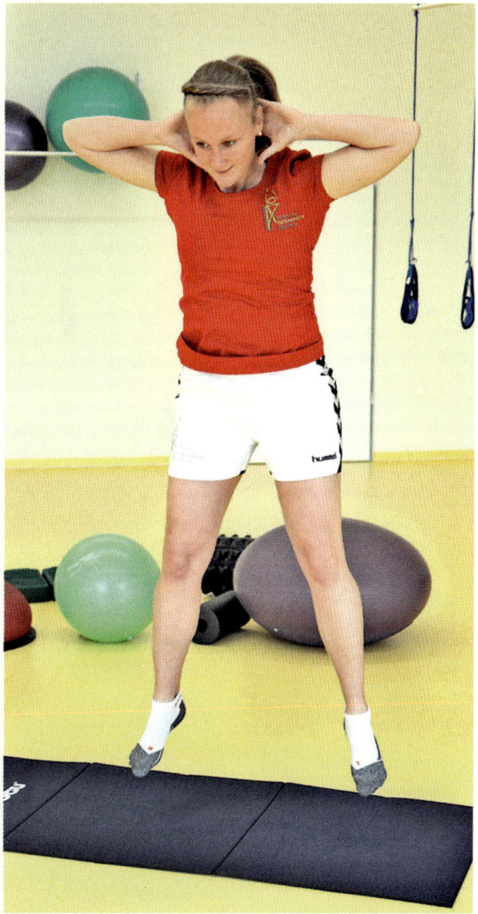

**Übungsausführung:** Setzen Sie sich nach hinten, als ob Sie sich auf einen Stuhl setzen würden. Aus dieser Position springen Sie nach oben, sodass sich Ihre Beine strecken und der ganze Körper gerade ist. Spannen Sie Ihr Gesäß während der Übungsausführung an. Landen Sie wieder weich auf dem Boden.

# „Kleine Fußgelenkssprünge“

**Ausgangsposition:** Nehmen Sie die Grundposition ein und bauen Sie eine stabile Körperspannung auf.

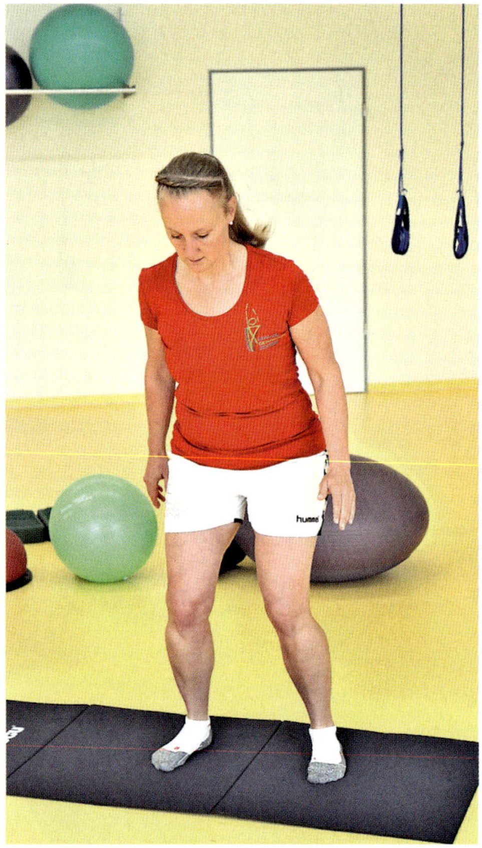

**Hinweise:** Die Kontaktzeit der Fußballen auf dem Boden ist möglichst kurz. Machen Sie kleine und schnelle Fußgelenkssprünge nach oben.

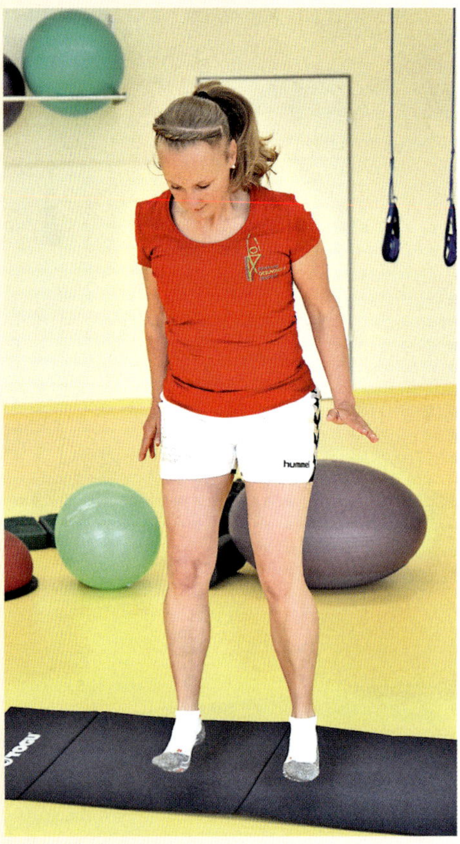

**Übungsausführung:** Stoßen Sie sich nun mit den Ballen vom Boden ab und ziehen Sie dabei die Fußspitzen hoch. Die Beine sind mehr oder weniger gestreckt. Nutzen Sie die Elastizität des Bodens, um sich schnell vom Boden zu lösen.

# „Hampelmann“

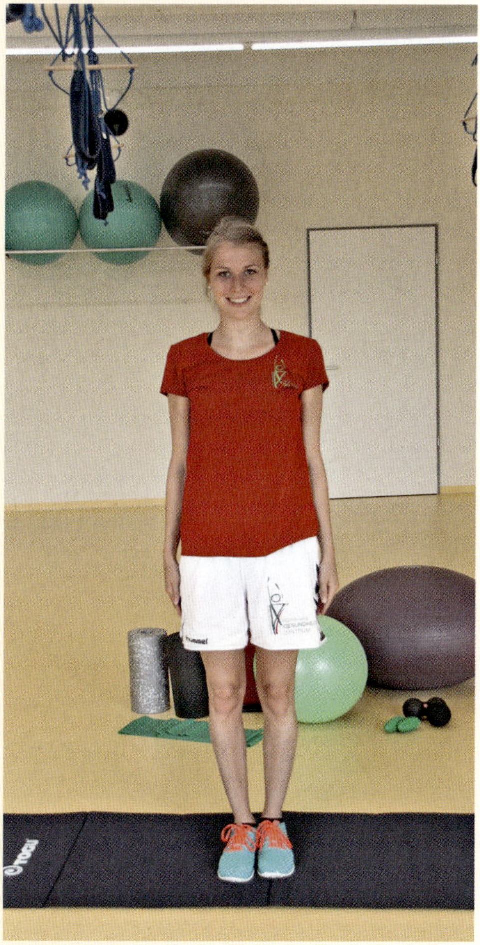

**Ausgangsposition:** Stellen Sie sich aufrecht und gerade hin. Die Beine sind geschlossen und die Arme hängen seitlich am Körper runter.

**Hinweise:** Die Hampelmann-Bewegungen lassen sich vielfältig variieren. Lassen Sie Ihrer Fantasie freien Lauf (ohne Armbewegung, mit Drehung, in der Luft auf und zu etc.)

**Übungsausführung:** Springen Sie vom Boden ab und führen Sie in der Luft die Arme zusammen und öffnen Sie Ihre Beine. Landen Sie weich in der Grätsche.

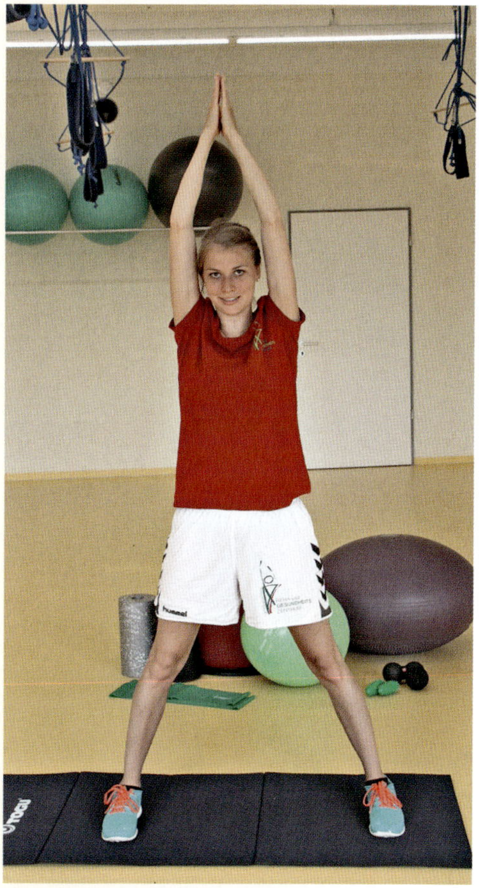

# „Charlie Chaplin“

**Ausgangsposition:** Stellen Sie sich gerade und aufrecht hin. Die Beine drehen Sie nach innen, sodass die Fußspitzen zueinander zeigen.

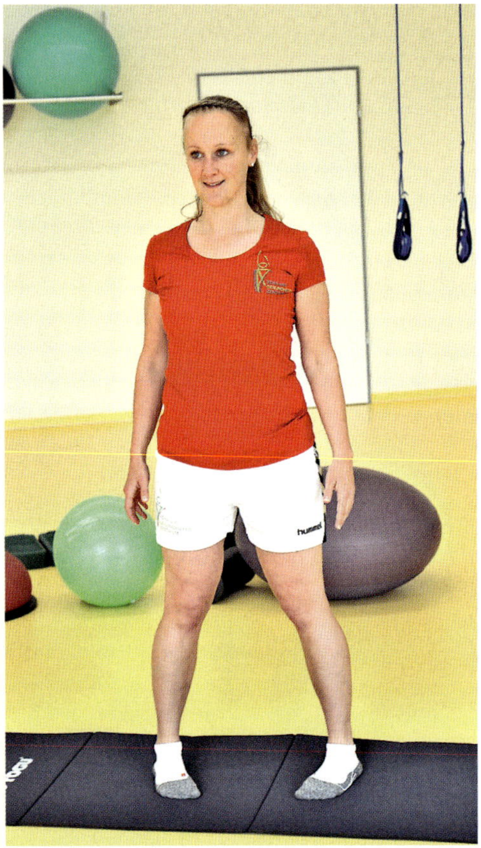

**Hinweise:** Achtung bei Teilnehmern mit Knieproblemen.

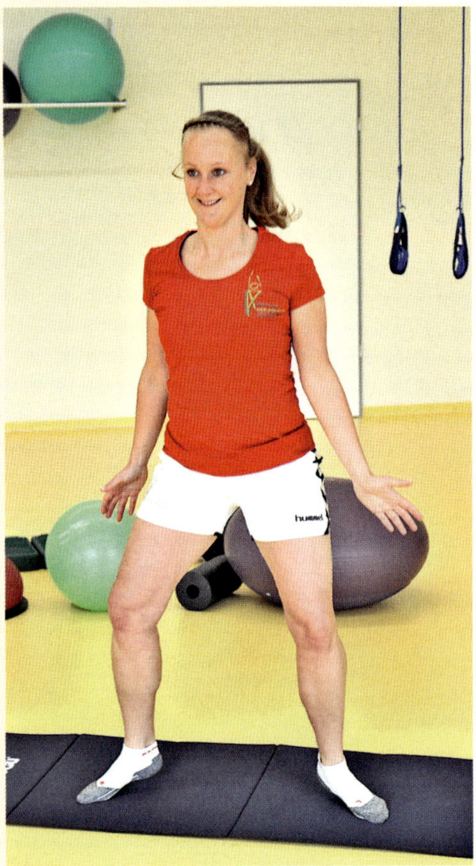

**Übungsausführung:** Aus dieser „X-Bein-Position“ hüpfen Sie nach oben und ändern Ihre Fußstellung in der Luft. Die Landung erfolgt dann mit offenen Beine und die Fußspitzen zeigen nach außen. Aus dieser Grätsche springen Sie sofort wieder in die X-Bein-Position.

# „Schwing die Hufe“

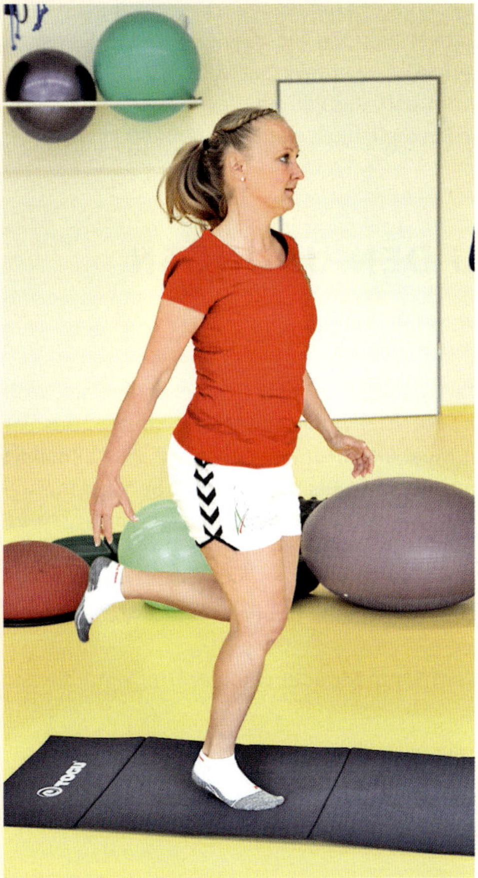

**Ausgangsposition:** Nehmen Sie eine dynamische Position ein und halten Sie Ihre Arme dynamisch am Körper. Bauen Sie eine Ganzkörperspannung auf.

**Hinweise:** Achten Sie auf eine saubere Bewegungsausführung und auf eine weiche Landung. Verdrehen Sie nicht Ihren Oberkörper.

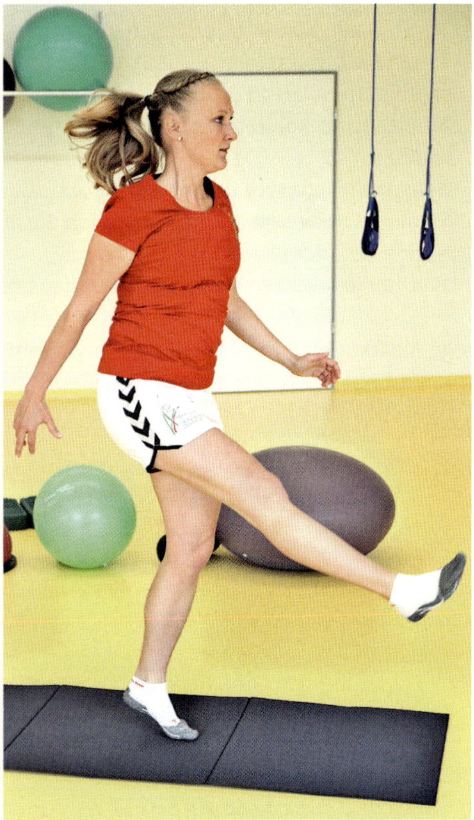

**Übungsausführung:** Hüpfen Sie nun vom linken auf den rechten Fuß und schwingen dabei jeweils das entgegengesetzte Bein nach vorne durch. Es erfolgt immer ein doppelter Bodenkontakt.

## 4.2.3 AUSROLLEN („FASCIAL RELEASE“)

Die Verklebungen und Verhärtungen aller Muskelgruppen werden durch Eigenmassage z. B. mit der „Blackroll“ gelöst. Dadurch wird die Durchblutung angeregt und das Fasziengewebe stimuliert. Durch das Massieren und Auswalken der Muskelpartien werden die Faszien wie ein Schwamm ausgepresst und können sich dann wieder mit frischem Gewebewasser vollsaugen. Die Faszien werden dadurch gelöst und elastischer. Hinzu kommt noch, dass durch diese schnelle und effektive Behandlung die Bewegungsausführung und die Beweglichkeit deutlich verbessert werden.

## ALLGEMEINE HINWEISE ZU DEN ÜBUNGEN MIT DER FASZIENROLLE

Ab und zu können manche Übungen leichte Schmerzen auslösen. Dieser Schmerz sollte als „Wohlfühlschmerz“ (im Gegensatz zu einem stechenden Schmerz) wahrgenommen werden. Das liegt daran, dass die Faszien noch verklebt sind und die Muskulatur unbeweglich ist. Erst allmählich gewöhnen sich Faszien und die Muskulatur an die ungewohnte Beanspruchung. Bei regelmäßiger Anwendung wird das Gewebe immer schmiegsamer, elastischer und mögliche Schmerzen verschwinden.

- Die Übungen können Sie täglich durchführen.
- Führen Sie diese so lange durch, wie es Ihnen persönlich angenehm ist.
- Einsteigern fallen die Übungen im Stehen leichter.
- Die Intensität können Sie selbst bestimmen, indem Sie mehr oder weniger Druck auf die Rolle ausüben.
- Steigern Sie langsam die Intensität der Übungen.
- Wenn es schmerzhaft wird, verweilen Sie auf diesem Punkt für ca. 10 Sekunden. Hier sind die Faszien besonders verklebt.
- Die Übungen wirken sich positiv auf das Körpergefühl aus.

Wenn Sie akute Schmerzen, Verletzungen am Muskel- oder Knochenapparat oder sonstige Einschränkungen in der Beweglichkeit haben, holen Sie sich lieber den Rat eines Arztes ein.

# „Hinterer Oberschenkel“

**Ausgangsposition:** Gehen Sie zuerst in den Langsitz auf den Boden. Legen Sie die Faszienrolle quer unter die Waden. Stützen Sie sich anschließend mit beiden Händen nach hinten auf dem Boden ab.

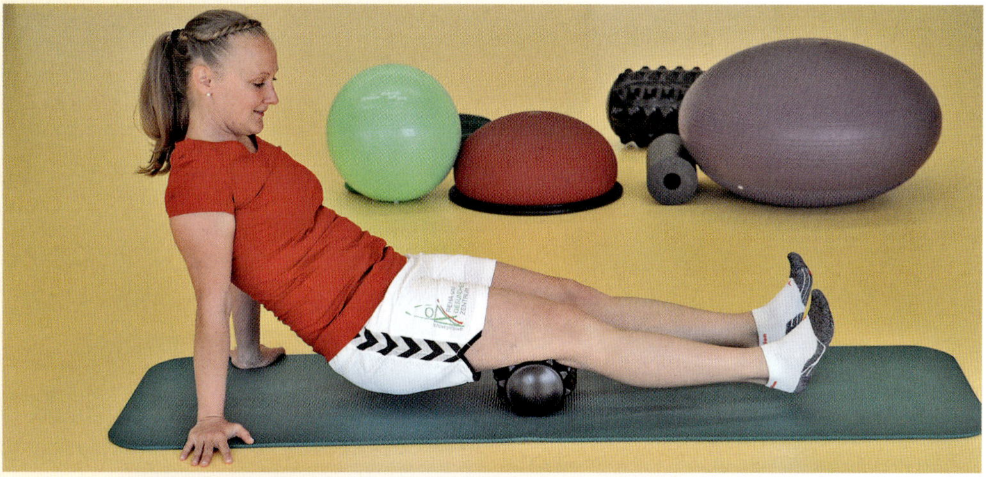

**Hinweise:** Zur Intensitätssteigerung können Sie ein Bein über das andere legen und die Übung nur mit einem Bein ausführen. Positiver Effekt: Bauch- und Rückenmuskulatur werden noch mehr gekräftigt.

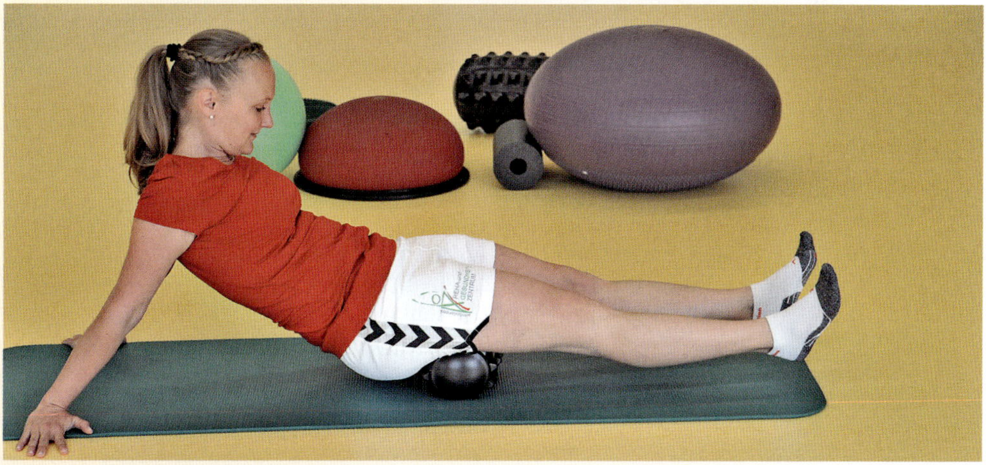

**Übungsausführung:** Aus dieser Position heben Sie das Gesäß leicht vom Boden ab. Rollen Sie nun langsam vor und zurück, sodass Ihre Waden massiert werden. Rollen Sie nur so weit vor und zurück, dass Sie das Gleichgewicht nicht verlieren. Halten Sie bei der gesamten Übung das Gesäß, den Bauch und den Rücken angespannt.

# „Waden“

**Ausgangsposition:** Nehmen Sie zuerst den Langsitz auf dem Boden ein. Dann legen Sie die Faszienrolle quer unter die Waden. Ihre Hände stützen Sie nach hinten ab und heben dann Ihr Gesäß leicht vom Boden ab.

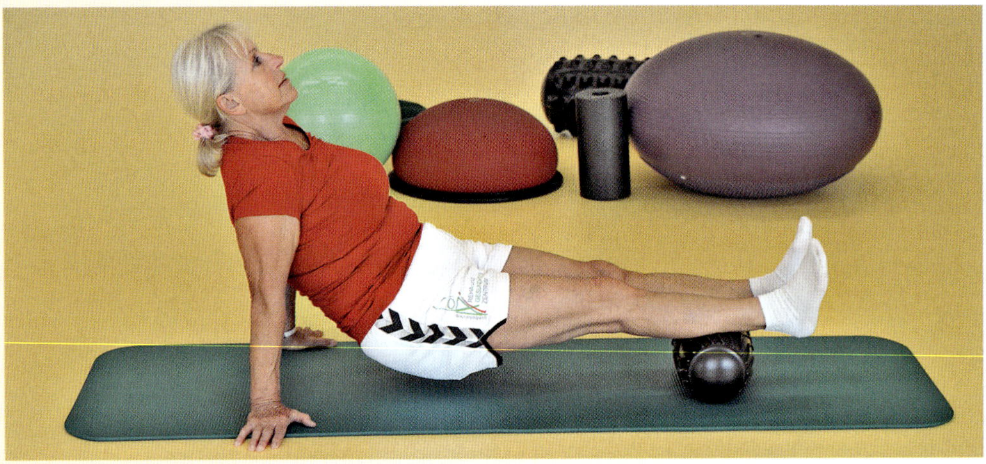

**Hinweise:** Sie können die Intensität steigern, indem sie ein Bein über das andere legen und somit den ausgeübten Druck erhöhen. Ein weiterer positiver Nebeneffekt ist, dass dabei die Bauch- und Rückenmuskulatur noch mehr gestärkt wird.

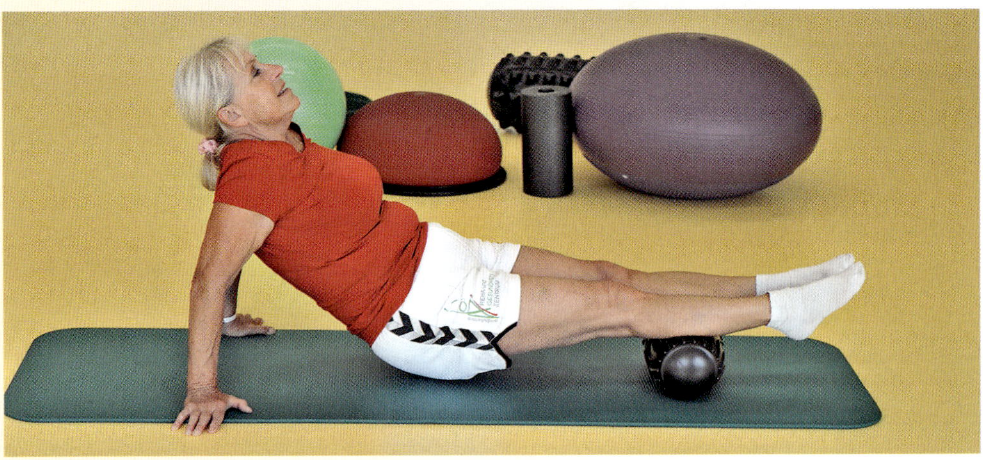

**Übungsausführung:** Bewegen Sie sich nun langsam vor und zurück, sodass Ihre Waden gleichmäßig ausgerollt werden. Bei der gesamten Übungsausführung werden Gesäß, Rücken und Bauch angespannt. Achten Sie darauf, dass Sie sich nicht zu weit vom Körperschwerpunkt wegbewegen und das Gleichgewicht verlieren.

## „Schienbeinmuskel“

**Ausgangsposition:** Nehmen Sie eine Vierfüßlerposition ein, indem Sie sich mit den Schienbeinen auf die Rolle knien und sich vorne mit den Händen abstützen.

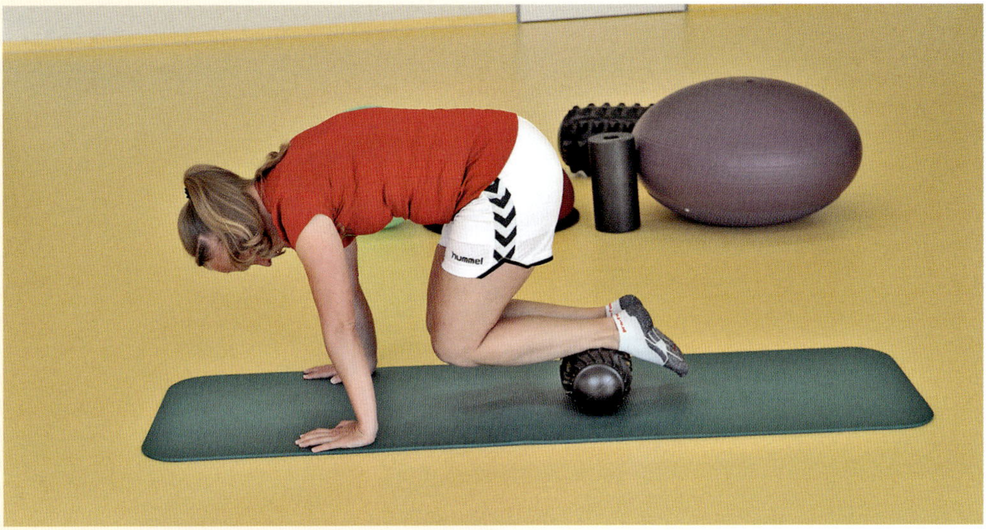

**Hinweise:** Diese Übung ist nicht für Anfänger geeignet.

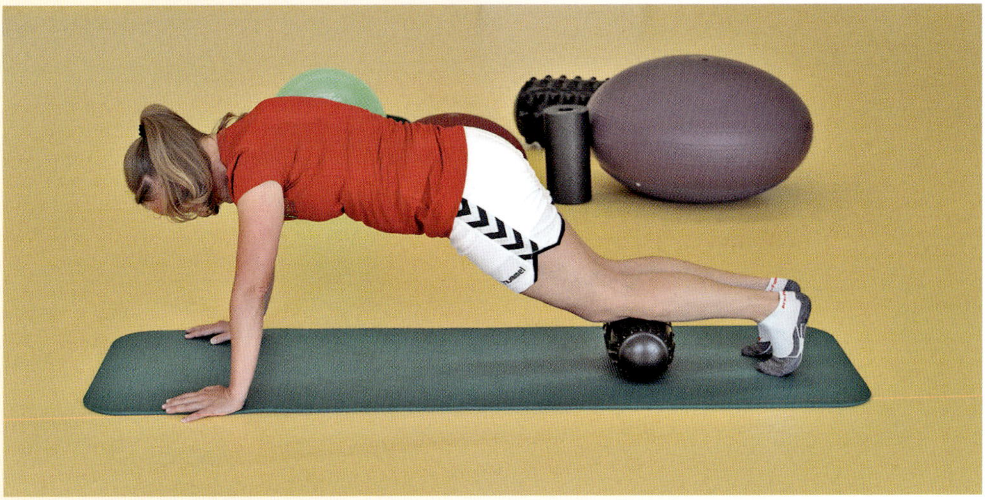

**Übungsausführung:** Verlagern Sie langsam Ihren Körperschwerpunkt nach hinten und rollen Sie Ihre Schienbeine knieabwärts ab. Während der gesamten Übung halten Sie eine Ganzkörperspannung ein.

# „Vorderer Oberschenkel“

**Ausgangsposition:** Legen Sie sich auf den Bauch und stützen sich mit abgewinkelten Armen ab. Die Faszienrolle legen Sie unter beide Oberschenkel.

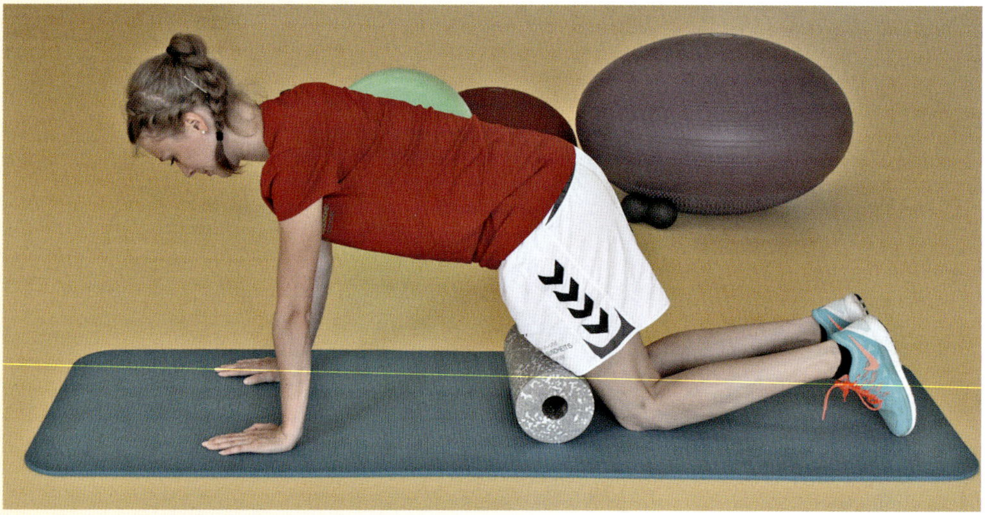

**Hinweise:** Mit dieser Übung können Sie Muskelkrämpfen entgegenwirken.

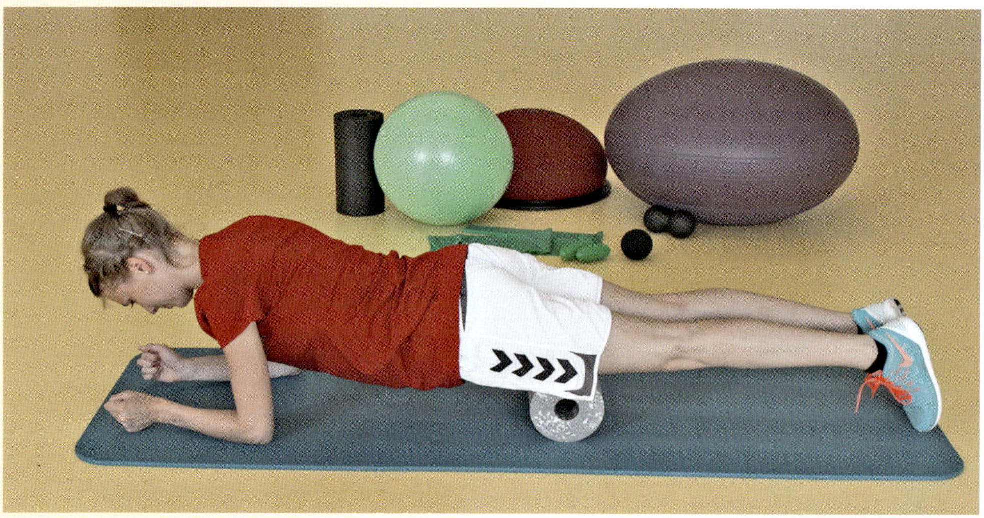

**Übungsausführung:** Rollen Sie langsam vor und zurück über Ihre Oberschenkel-Vorderseite. Während der gesamten Übung halten Sie eine Ganzkörperspannung ein. Sie können auch jedes Bein einzeln ausrollen.

# „Seitlicher Oberschenkel“

**Ausgangsposition:** Legen Sie sich seitlich mit dem Oberschenkel auf die Faszienrolle. Dabei stützen Sie sich stabilisierend mit den Armen ab. Für einen besseren Halt stellen Sie das freie Bein vor sich auf den Boden.

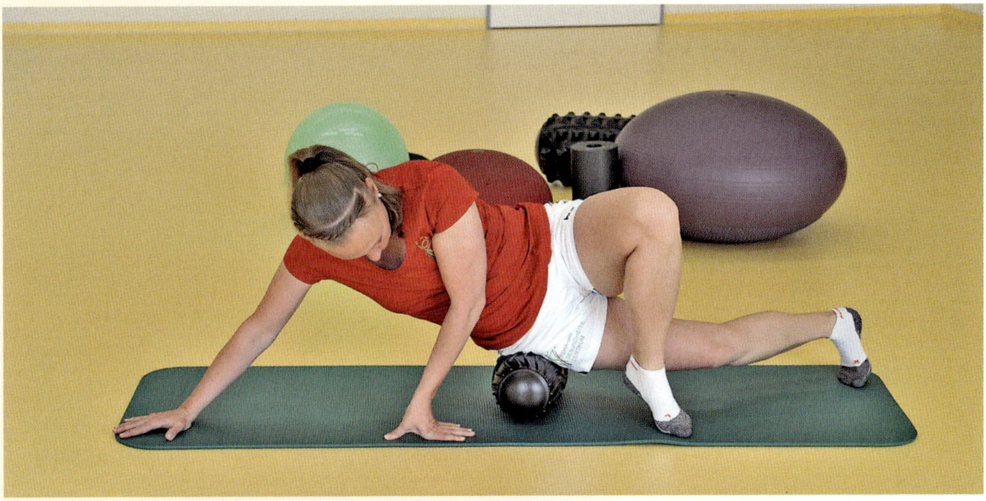

**Hinweise:** Diese Übung ist meistens sehr schmerzhaft, da das Iliotibialband häufig verklebt ist.

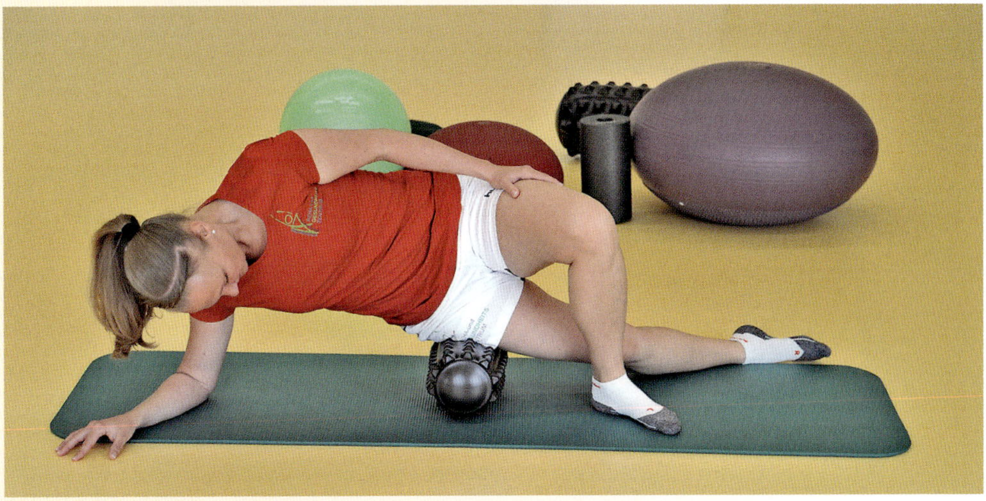

**Übungsausführung:** Rollen Sie langsam seitlich von der Hüfte bis zum Knie entlang. Achten Sie dabei auf eine stabile Körperlage und machen Sie keine Ausgleichbewegungen.

# „Oberer Rücken"

**Ausgangsposition:** Legen Sie sich auf den Rücken und positionieren Sie die Rolle unter Ihren oberen Rücken. Stützen Sie Ihren Kopf mit den Händen ab und heben Sie Ihr Gesäß ab.

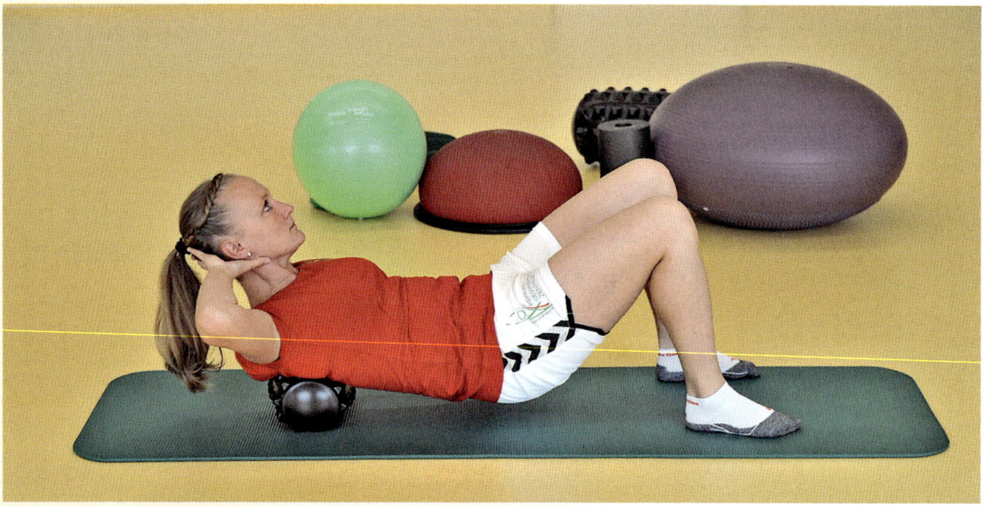

**Hinweise:** Diese Übung hat eine sehr angenehme Massagewirkung und führt zur Lockerung der Halswirbelmuskulatur.

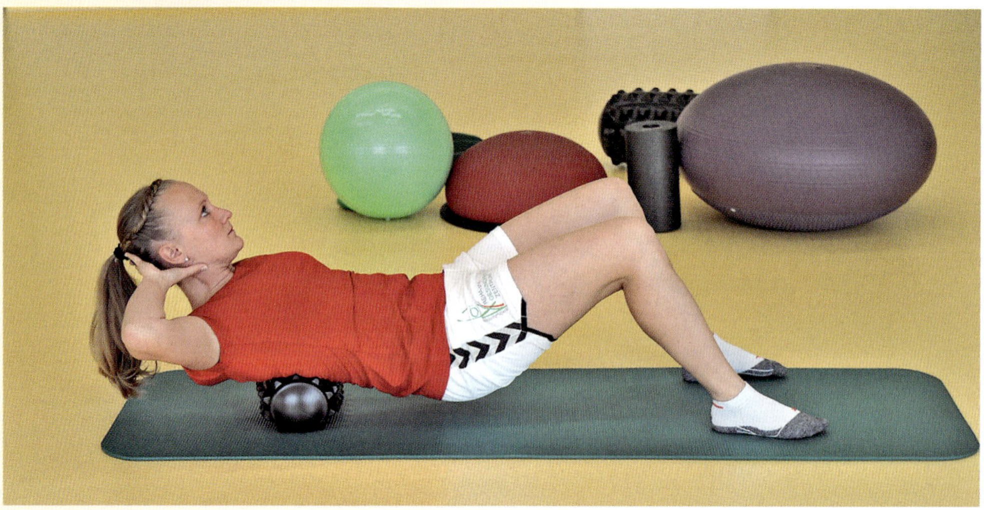

**Übungsausführung:** Mit ganz kleinen Rollbewegungen massieren Sie Ihren oberen Rücken. Während der Übung spannen Sie Ihren Bauch an.

## „Gesamter Rücken“

**Ausgangsposition:** Legen Sie sich auf den Rücken und positionieren Sie die Rolle unter Ihren oberen Rücken. Stützen Sie Ihren Kopf mit den Händen ab und heben Sie Ihr Gesäß an.

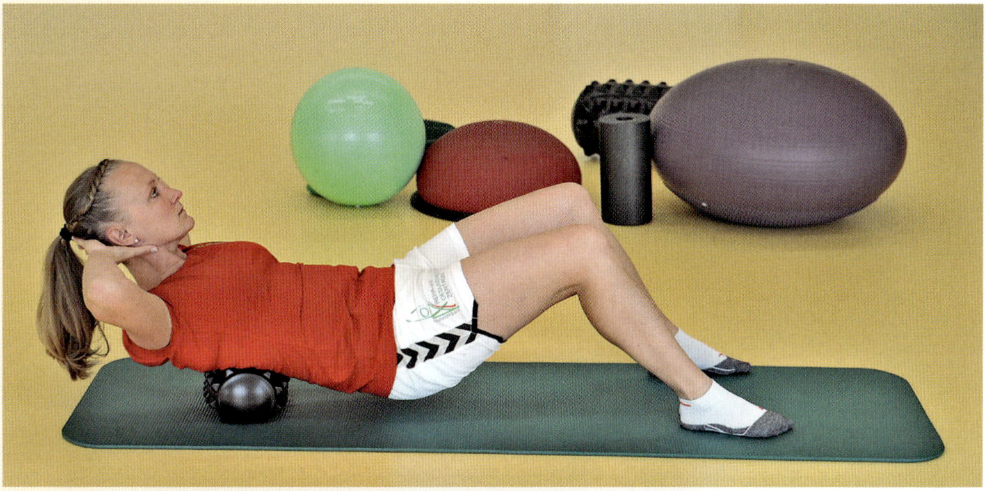

**Hinweise:** Diese Übung wird oftmals zur gezielten Lockerung der Brustwirbelmuskulatur eingesetzt.

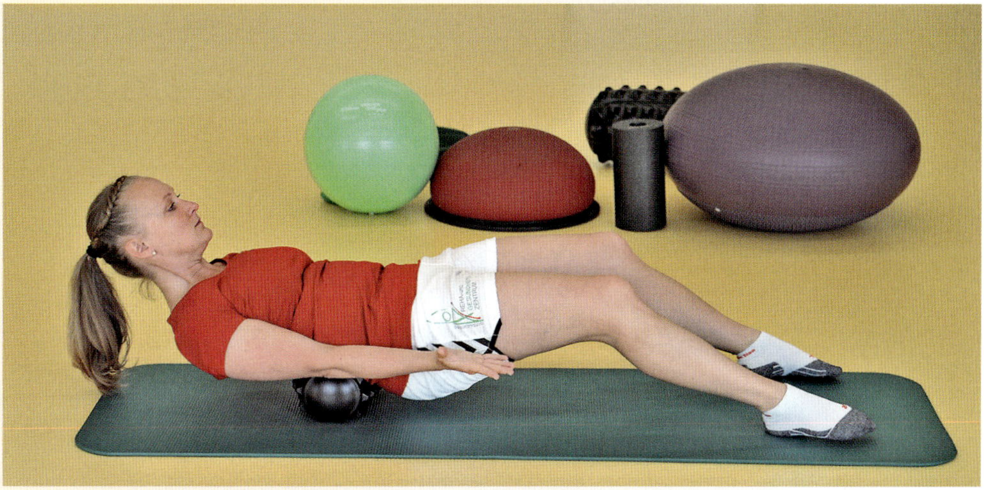

**Übungsausführung:** Rollen Sie nun den ganzen Rücken entlang, bis zum Steißbein und wieder zurück bis Höhe Schultern. Spannen Sie den Bauch dabei fest an. Zu Beginn der Übung sind die Hände unterstützend unter dem Kopf. Je weiter Sie abwärts zum Steißbein rollen, nehmen Sie Ihre Arme mit nach vorne.

# „Gesäß und unterer Rücken“

**Ausgangsposition:** Setzen Sie sich zunächst auf die Faszienrolle. Stützen Sie sich seitlich nach hinten mit den Armen ab und verlagern Ihren Körperschwerpunkt nach hinten. Die Beine winkeln Sie so ab, dass Sie eine stabile Position einnehmen.

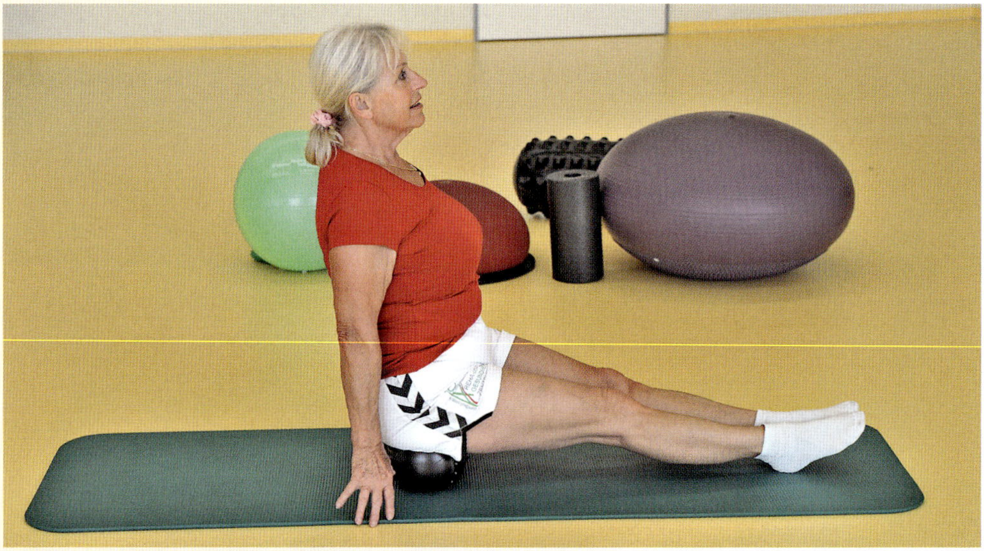

**Hinweise:** Konzentrieren Sie sich auf eine komplette Körperspannung, sodass Sie nicht von der Faszienrolle fallen.

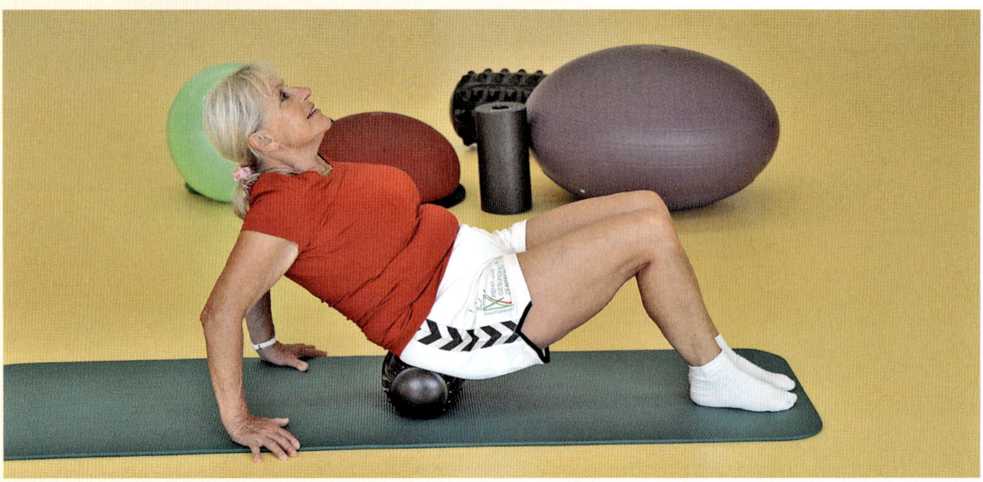

**Übungsausführung:** Rollen Sie langsam über das Gesäß zum unteren Rücken. Dabei strecken Sie langsam Ihre Beine.

# „Rücken stehend“

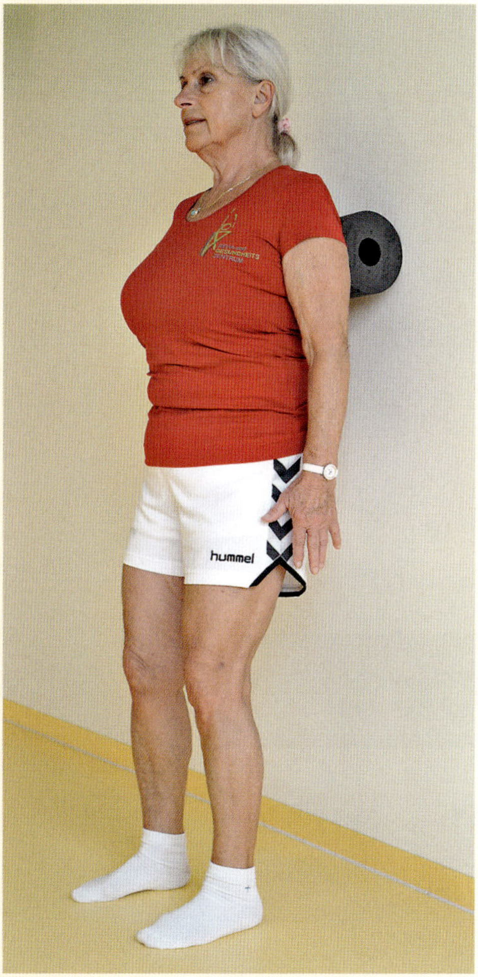


**Ausgangsposition:** Stellen Sie sich mit dem Rücken zur Wand und legen Sie die Faszienrolle waagerecht zwischen Ihren Rücken und die Wand. Beugen Sie leicht Ihre Beine und nehmen Sie die Grundposition ein.

**Hinweise:** Diese Übung ist besonders für Anfänger geeignet – aber auch für Personen, die keine Bodenlage einnehmen können.

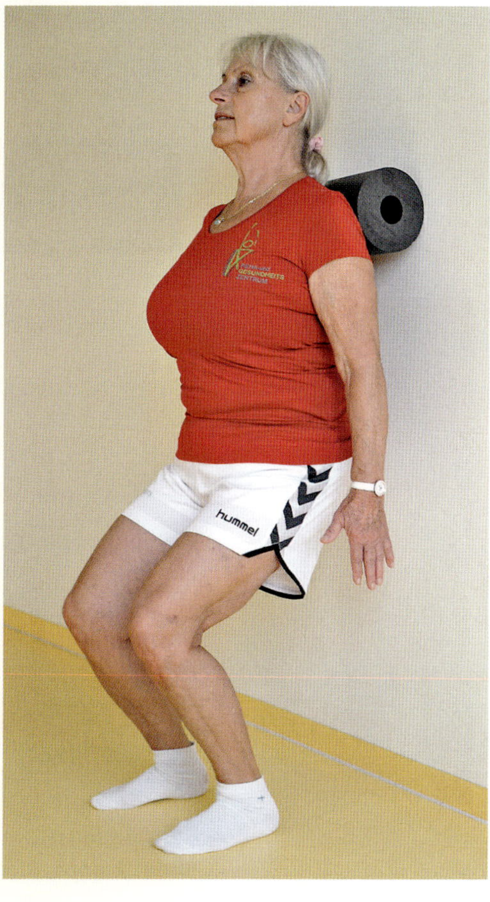


**Übungsausführung:** Massieren Sie Ihre Brustwirbelsäule, Schulter und Nacken, indem Sie abwechselnd in die Knie gehen und dann wieder die Beine leicht strecken. So können Sie Ihren gesamten Rücken abrollen. Die Intensität kann je nach Fußabstand zur Wand variiert werden.

# „Duoball Nacken liegend“

**Ausgangsposition:** Legen Sie sich mit dem Rücken auf eine Matte und stellen Sie Ihre Beine auf. Positionieren Sie den Duoball unter Ihrem Nacken.

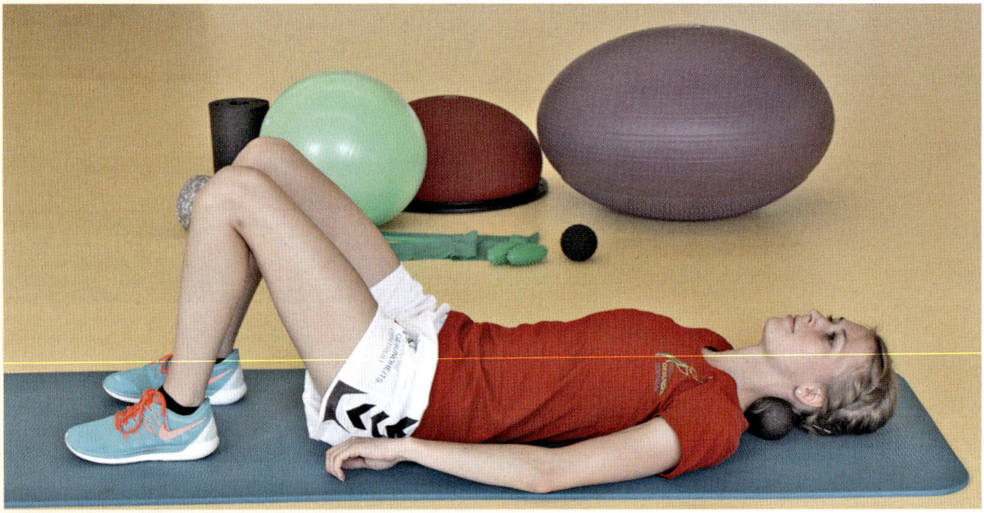

**Hinweise:** Diese Übung dehnt behutsam Ihren Nacken und kann auch gut als Entspannungsübung eingesetzt werden.

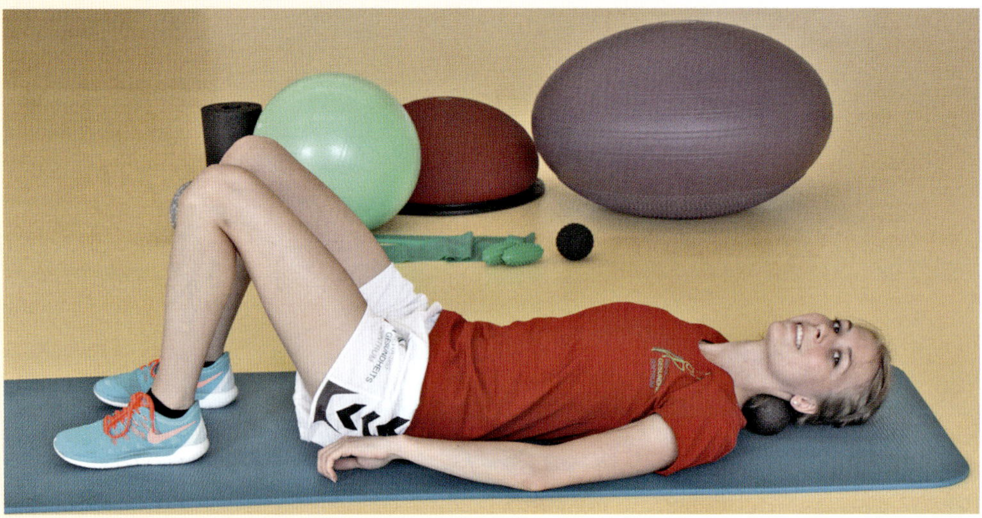

**Übungsausführung:** Aus dieser Stellung führen Sie leichte und sanfte Kopfbewegungen von rechts nach links durch.

# „Duoball Nacken stehend“

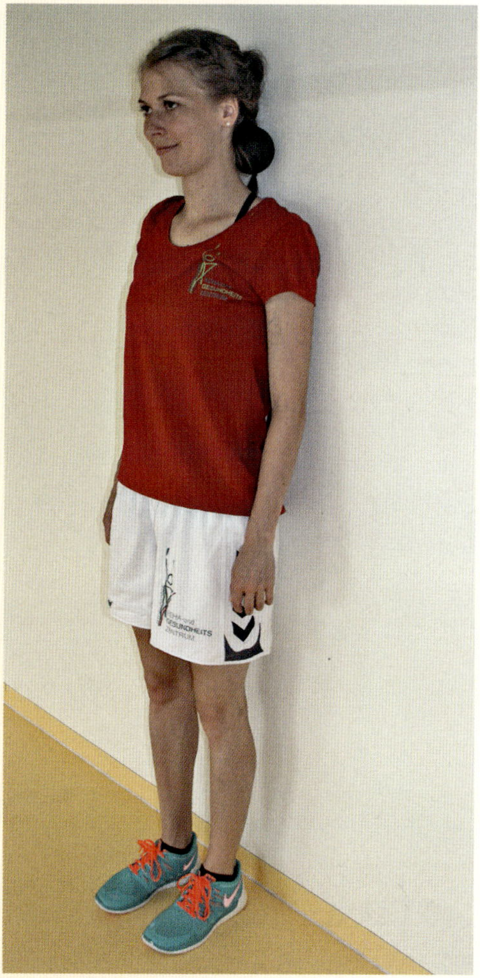

**Ausgangsposition:** Stellen Sie sich mit dem Rücken zur Wand und legen Sie den Duoball waagerecht zwischen Ihren Nacken und die Wand.

**Hinweise:** Diese Übung beugt Verspannungen der Hals-Nackenmuskulatur vor.

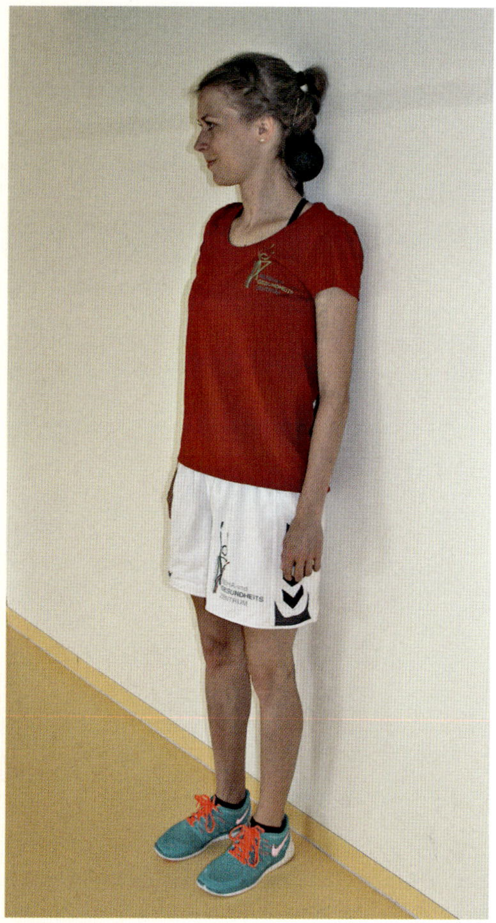

**Übungsausführung:** Aus dieser Stellung führen Sie leichte und sanfte Kopfbewegungen von rechts nach links durch. Dabei dehnen Sie Ihren Nacken.

# „Actiball seitlicher Rücken“

**Ausgangsposition:** Legen Sie sich mit der Seite auf eine Matte und positionieren Sie den Actiball seitlich unter Ihre Rippen. Ein Arm befindet sich gestreckt über Kopf und mit dem anderen Arm stützen Sie sich vorne ab.

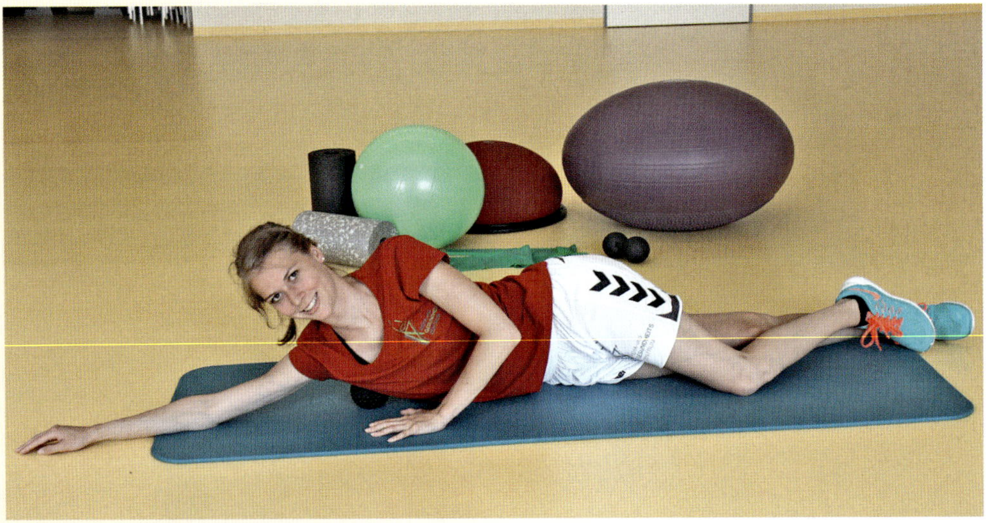

**Hinweise:** Achten Sie auf eine sichere Körperhaltung.

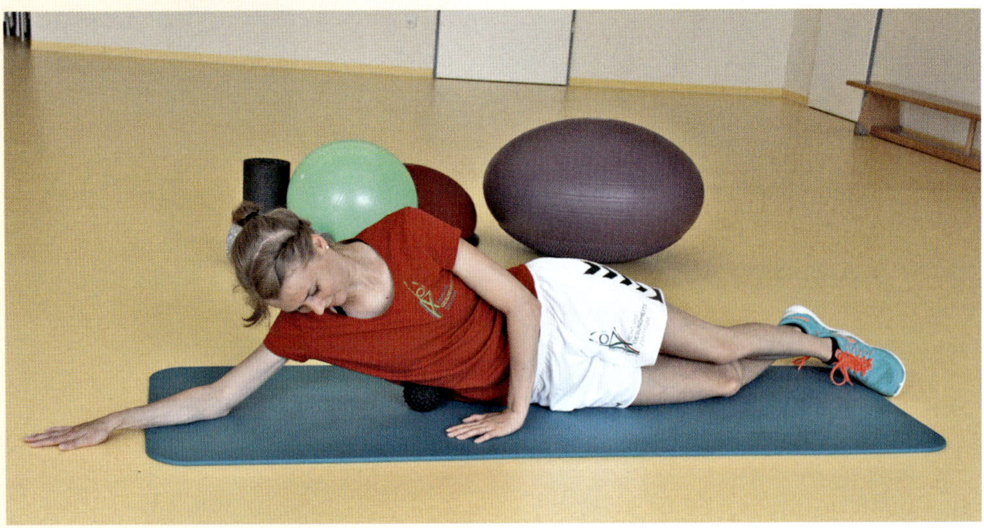

**Übungsausführung:** Rollen Sie sich nun so auf dem Ball, dass Sie von den unteren Rippen bis hoch zu den Achseln Ihre Faszien trainieren.

# „Actiball Schultern“

**Ausgangsposition:** Legen Sie sich mit der rechten Schulter seitlich auf den Actiball. Ihre Beine sind leicht angewinkelt. Beide Hände befinden sich locker auf dem rechten Bein.

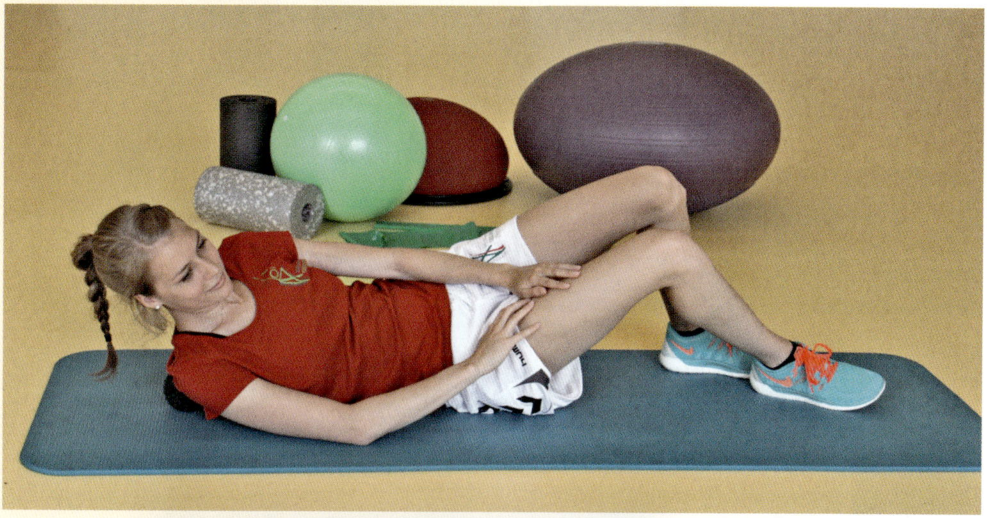

**Hinweise:** Halten Sie bei der gesamten Übungsausführung Ihren Bauch angespannt und achten Sie auf eine sichere Köperhaltung.

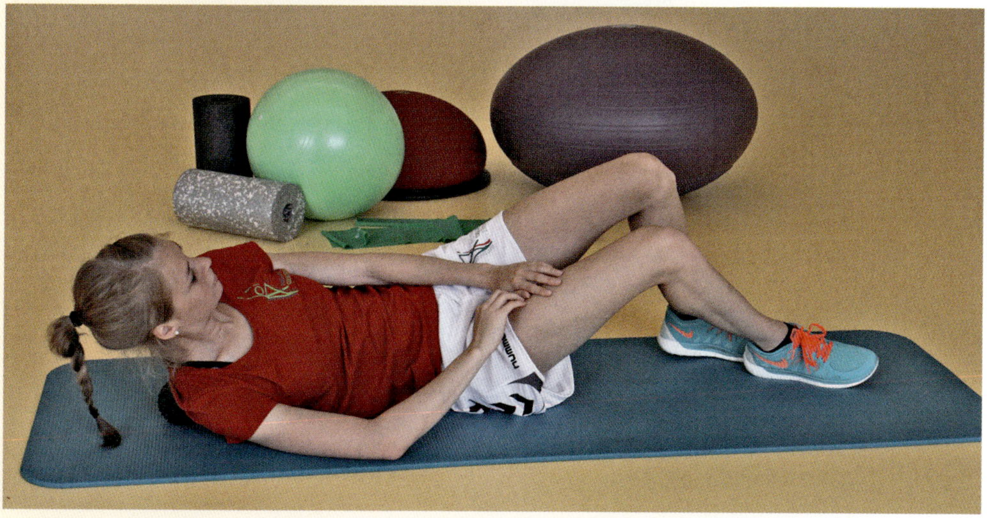

**Übungsausführung:** Durch Gewichtsverlagerung auf die linke Seite rollen Sie den Ball entlang Ihres Schulterblattes. Sie massieren dabei Ihre gesamte Schulter.

# „Actiball Oberarme stehend“

**Ausgangsposition:** Stellen Sie sich seitlich an eine Wand und positionieren Sie den Actiball zwischen Ihrem Oberarm und der Wand.

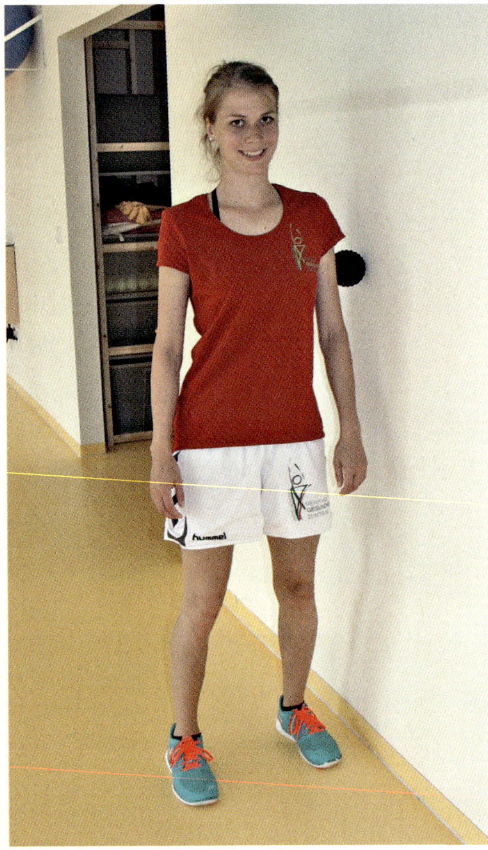

**Hinweise:** Durch diese Übung werden Ihre Armbeuger und Armstrecker massiert und das Bindegewebe geschmeidig und elastisch gehalten.

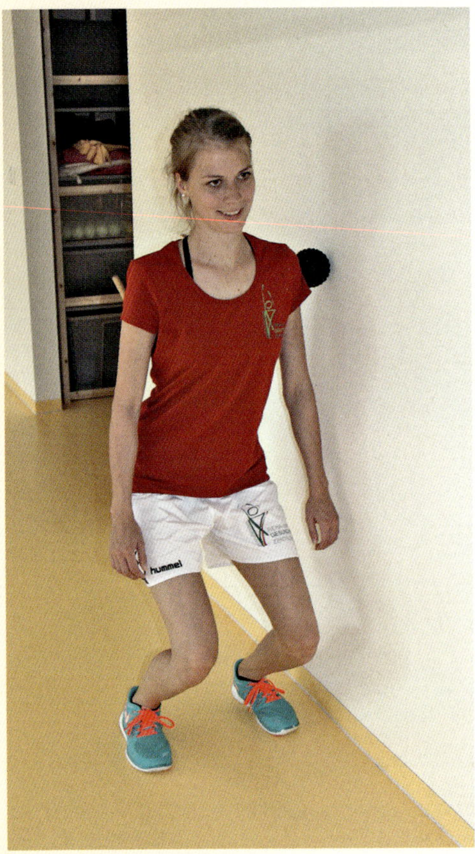

**Übungsausführung:** Durch leichtes Beugen und Strecken der Beine (Kniebeuge) massieren Sie Ihren Oberarm. Die Intensität können Sie selber bestimmen, indem Sie den Winkel Ihres Körpers zur Wandfläche verändern.

# „Actiball Arme“

**Ausgangsposition:**
Setzen Sie sich auf die Matte und legen Sie den Actiball auf Ihren Unterarm.

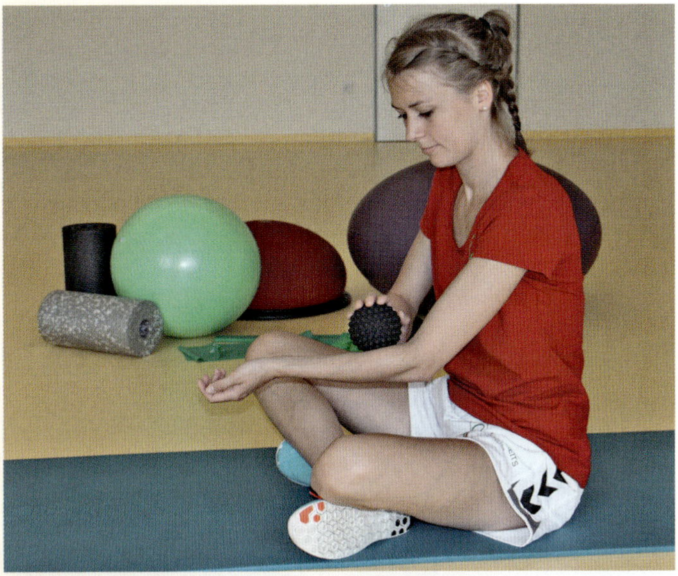

**Hinweise:** Die Haut kann nach der Übung leicht gerötet sein, da durch die Massage die Durchblutung angeregt wird. Die Übung kann natürlich auch auf einem Stuhl durchgeführt werden.

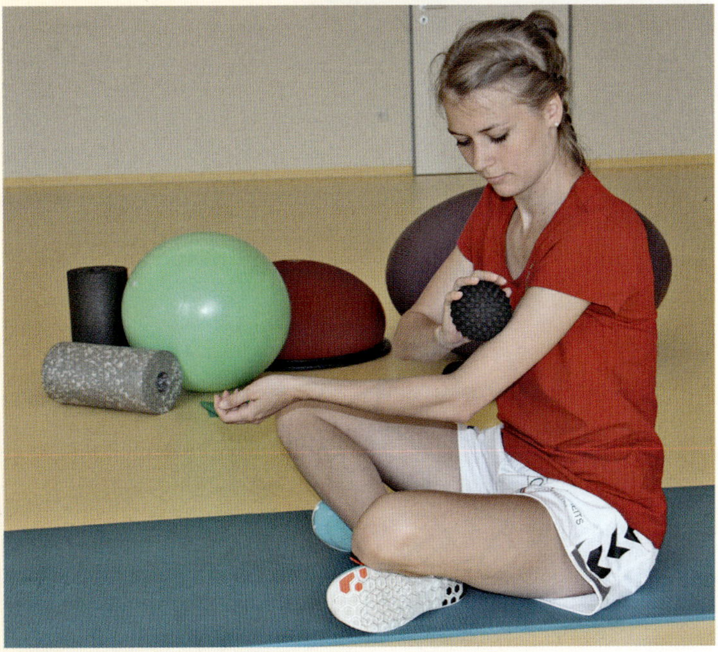

**Übungsausführung:**
Durch kreisende Bewegungen massieren Sie Ihren gesamten Arm von unten nach oben. Die Intensität können Sie selbst bestimmen, indem Sie den Druck auf die Haut erhöhen oder mindern.

# „Actiball Füße"

## INFO

Die Füße sind das Fundament des Körpers und ein Meisterwerk der Natur. Schritt für Schritt tragen Sie uns durchs Leben und gehen mit uns durch dick und dünn. Schon deshalb verdienen Sie unsere Beachtung. Sie waren es, die uns im Laufe der Evolution durch eine außergewöhnliche Statik den aufrechten Gang ermöglichten.

Unter unserem Fuß befindet sich eine der dicksten Faszien überhaupt, die unser Organismus vorweisen kann. Diese Plantarfaszie ist für das Fußgewölbe verantwortlich und beugt Fehlstellungen des Fußes vor. Inzwischen hat man herausgefunden, dass der sogenannte Fersensporn auf die fehlende Elastizität der Plantarfaszie zurückzuführen ist.

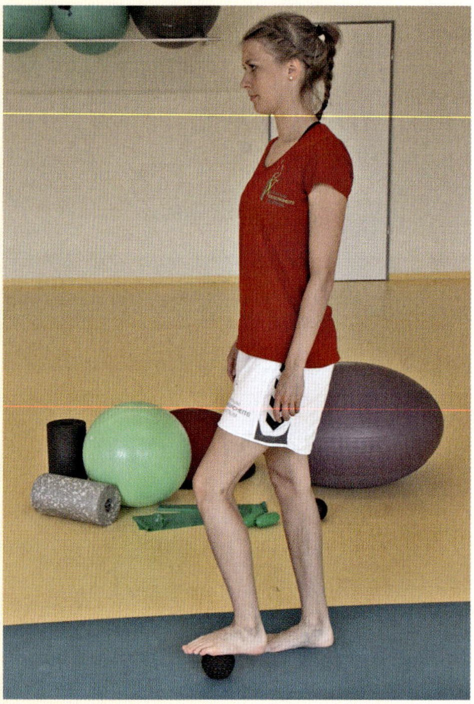

**Ausgangsposition:** Stellen Sie sich aufrecht hin und stellen Sie sich mit einem leichten Ausfallschritt mit der Fußsohle auf den Actiball. Achten Sie auf eine stabile Körperhaltung und knicken Sie nicht mit der Hüfte ab. Die Arme hängen seitlich am Körper runter.

**Hinweise:** Diese Übung können Sie auch gut mit einem Tennis- oder Igelball ausführen.

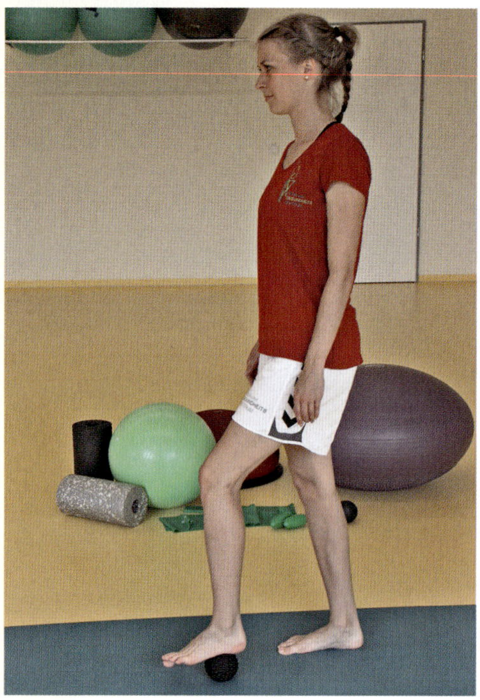

**Übungsausführung:** Rollen Sie den Ball vor und zurück. Sie können auch kreisende Bewegungen mit Ihrer Fußsohle durchführen. Massieren Sie nicht nur die Unterseite Ihres Fußes, sondern auch die Innen- und Außenseiten.

## 4.2.4 KÖRPERWAHRNEHMUNG („SENSORY REFINEMENT“)

Faszien sind unser größtes Sinnesorgan und verantwortlich für die Körperwahrnehmung. Beim Sensory Refinement kommt es zur Selbstwahrnehmung und dem Erspüren von Zugspannungen in dem körpereigenen Gewebe. Bewegungsabläufe sollen wieder rhythmischer und fließender werden. Unsere heutige einseitige Lebensweise führt zum Bewegungsmangel. Folglich kommt es zum Verlust des Bewegungsspürsinns verbunden mit dem Schwund an Elan, Geschmeidigkeit und dem allgemeinen Wohlbefinden.

### „Spannung und Entspannung mit dem Actiball“

**Ausgangsposition:** Legen Sie sich entspannt mit dem Bauch auf die Matte. Ihr Partner kniet neben Ihnen auf der Matte.

**Hinweise:** Der Partner sollte den Druck des Balles variieren.

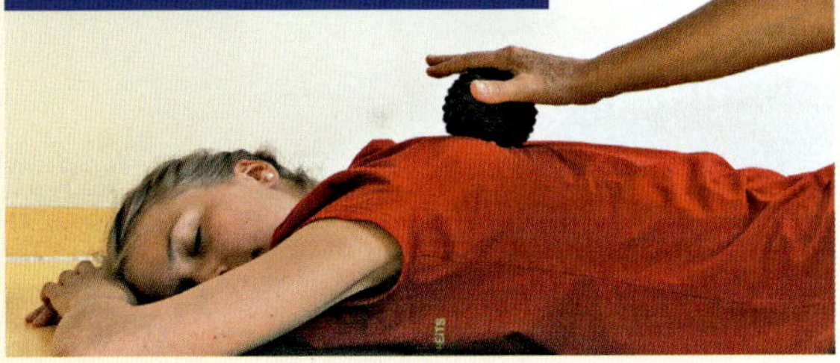

**Übungsausführung:** Der Partner rollt den Actiball langsam über Ihren Körper. Hier kann die Bewegungsausführung kreisend oder vor und zurück sein. Wenn der Partner den Ball auf einer Stelle verharrt, dann spannen Sie dort Ihre Muskulatur an. Spannen Sie nur solange an, wie der Ball ruht.

### „Tennisringe wahrnehmen“

**Ausgangsposition:** Legen Sie sich entspannt mit dem Bauch auf die Matte. Ihr Partner kniet neben Ihnen auf der Matte. Schließen Sie Ihre Augen.
**Übungsausführung:** Der Partner legt so viele Tennisringe auf Ihren Körper, wie er möchte. Sie müssen erfühlen, wie viele Ringe sich auf Ihrem Körper befinden und wo diese positioniert sind.

**Hinweise:** Diese Körperwahrnehmungsübung kann auch in der Gruppe (3er- oder 4er-Gruppe) durchgeführt werden.

### „Eigenmassage mit dem Actiball“

**Ausgangsposition:** Setzen Sie sich in einer angenehmen und lockeren Position mit einem Actiball auf eine Matte.
**Übungsausführung:** Massieren Sie nun von den Füßen beginnend Ihren eigenen Körper. Variieren Sie dabei den Druck auf Ihre Haut.

**Hinweise:** Diese Übung kann auch nach Anleitung durch einen Übungsleiter erfolgen. Dieser benennt dann immer die Körperteile, die durchmassiert werden sollen.

# 5 Entspannungsübungen

Aktuelle Zahlen belegen, dass viele Krankheiten stressbedingt sind. Durch regelmäßig durchgeführtes Entspannungstraining können Schmerzen und Stress bewältigt werden und es führt zu mentalem und körperlichem Wohlbefinden.

Obwohl die positive Wirkungsweise von Entspannungsübungen nachgewiesen ist, fällt es vielen Menschen schwer, sich richtig zu entspannen. Innerlich zur Ruhe zu kommen, kann aber erlernt werden und wenn man sich darauf einlässt, wird man schnell Erfolge verspüren.

**Positive Wirkungsweise von Entspannungsübungen**

- Gelöste und lockere Muskulatur
- Ausgleich körperlicher und seelischer Anspannung
- Verbesserung der eigenen Körperwahrnehmung
- Verbesserte Ausgeglichenheit und Gelassenheit

## 5.1 Progressive Muskelentspannung

Eine sehr wirkungsvolle und leicht zu erlernende Entspannungsmethode ist die Progressive Muskelentspannung (PME). Hier werden einzelne Muskelgruppen nacheinander kurz und leicht angespannt, um dann lange und intensiv entspannt zu werden. Mit der Zeit lernen Sie so, Ihren gesamten Körper zu lösen und zu entspannen. Denn regelmäßig durchgeführtes Entspannungstraining löst Verklebungen in den Faszien und macht unseren Körper resistent gegen Verspannungen und Krankheiten.

Durch die Übungen der Progressiven Muskelentspannung lernen Sie loszulassen, sich zu entspannen und den gesamten Organismus in einen Wellness-Zustand zu versetzen. Dies ist optimal, wenn Sie Verspannungen in Ihrem Körper spüren.

Wichtig ist, dass die Anspannung der jeweiligen Muskelgruppen nur leicht und kurz erfolgt, und die Entspannungsphasen bewusst und lang ausgerichtet sind. Der Übende muss seine volle Aufmerksamkeit auf die betroffene Körperpartie richten.

**MERKE**

**Anspannung:** kurz und leicht fühlbar, ca. 5 Sekunden lang

**Entspannung**: lang und bewusst, ca. 15 Sekunden

Inzwischen gibt es viele verschiedene Übungsformen der Progressiven Muskelentspannung. Wir widmen uns der Entspannungsmethode, die Sie selbstständig zu Hause durchführen können, ohne jedes Mal ein Entspannungsseminar belegen zu müssen. Diese Selbstentspannung nach Jacobson richtet sich auf Ihre Willkür-Muskulatur, also auf die Muskeln, deren Anspannung und Entspannung Sie absichtlich und zielgerichtet beeinflussen können.

## **Kurzform PME** (nach Jacobson)

Sie können die Progressive Muskelentspannung im Liegen oder Sitzen ausführen. Einfacher ist sicherlich die liegende Position, da dort schon von Haus aus der Körper in einer entspannten Körperhaltung liegt. Verwenden Sie dazu lieber eine Matte oder eine Decke auf dem Boden als eine durchgedrückte Matratze.
Auch die Kleidung sollte locker und bequem sein, denn was gibt es Schlimmeres als zu enge oder drückende Kleidungsstücke wie zum Beispiel einen Gürtel oder Reißverschluss.

### Körperhaltung im Liegen

- Legen Sie sich flach, mit ausgestreckten Beinen, auf den Rücken.
- Legen Sie die Arme locker seitlich neben den Körper, ohne den Oberschenkel zu berühren.
- Ihre Beine sind leicht geöffnet und die Füße fallen locker nach außen.
- Ihre Augen sind geschlossen.

## Und jetzt geht es los!

Nachdem Sie Ihre entspannte und bequeme Grundposition eingenommen haben, konzentrieren Sie sich ganz allein auf Ihren Körper. Sätze wie: „Ich bin ganz ruhig und entspannt" oder „Meine Gedanken kommen und gehen – nichts stört mich", helfen Ihnen, eine innere Ruhe aufzubauen. Diese ist wichtig für den Entspannungserfolg.

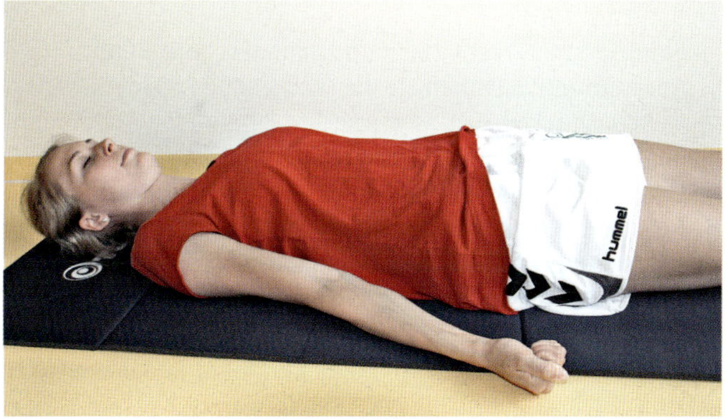


Führen Sie immer die gleiche Reihenfolge durch und je nach Zeit können Sie die Übung ein- oder zweimal wiederholen.

1) **Arme** (erst rechter Arm und dann linker Arm)
   **Anspannung:** Spannen Sie die Muskeln des rechten Armes an, indem Sie die Hand zur Faust ballen. Die Konzentration liegt vollständig auf der angespannten Muskulatur der Arme und Hände (ca. 5 sec.).
   **Entspannung**: Langsames Loslassen der Faust und in den Körper hineinhören, wie alle Anspannung verfliegt. Nehmen Sie dieses angenehme Gefühl der Entspannung auf (ca. 15 sec.).
   **Bemerkung:** Eventuell stellt sich ein leichtes Kribbeln oder Wärmegefühl ein.

2) **Schultern**
   **Anspannung:** Spannen Sie Ihre Schultermuskulatur an, indem Sie beide Schultern Richtung Ohren ziehen. Die Aufmerksamkeit liegt vollständig auf der angespannten Muskulatur von Schultern und Nacken (ca. 5 sec.).
   **Entspannung**: Langsames Loslassen der Schultern und in den Körper hineinhören, wie alle Anspannung von den Schultern und des Nackens genommen wird.
   **Bemerkung:** Lockerheitsgefühl im gesamten Schultergürtel.

3) **Gesicht**
**Anspannung:** Kneifen Sie die Augen leicht zusammen, ziehen Sie die Nase und den Mund zusammen oder machen sonst eine Grimasse. Ihre Aufmerksamkeit gilt Ihren Gesichtsmuskeln (ca. 5 sec.).
**Entspannung**: Langsames Loslassen und spüren Sie, wie sich Ihr Gesicht nach und nach entspannt (ca. 15 sec.).
**Bemerkung:** weiche, gelöste Gesichtszüge

4) **Rumpf**
**Anspannung:** Spannen Sie die Muskeln des Bauches und des gesamten Rückens an. Ziehen Sie dabei die Schulterblätter hinten zusammen und machen Sie Ihren Bauch fest, indem Sie den Bauchnabel Richtung Wirbelsäue ziehen (ca. 5 sec.).
**Entspannung**: Langsames, vollkommenes Loslassen des Bauches, Rückens und der Schultern und spüren Sie, wie alle Anspannung verfliegt. Nehmen Sie dieses angenehme Gefühl der Entspannung auf (ca. 15 sec.).
**Bemerkung:** Eventuell stellt sich ein leichtes Kribbeln oder Wärmegefühl ein.

5) **Beine** (erst das rechte Bein und dann das linke Bein)
**Anspannung:** Spannen Sie die Muskeln des rechten Beines an, indem Sie die Zehen nach oben ziehen. Drücken Sie das gestreckte Bein in den Boden und Ihre Konzentration richtet sich auf die Ober- und Unterschenkel (ca. 5 sec.).
**Entspannung**: Langsames Loslassen des gesamten rechten Beines. Nehmen Sie das angenehme Gefühl der Entspannung auf (ca. 15 sec.).
**Bemerkung:** Eventuell stellt sich ein leichtes Kribbeln oder Wärmegefühl ein.

Zum Schluss bleiben Sie noch ein paar Minuten liegen. Heben Sie den Entspannungszustand nicht zu früh auf und lassen Sie für kurze Zeit Ihren Gedanken freien Lauf.

## PROGRESSIVE MUSKELENTSPANNUNG

nach Jacobson

Die Progressive Muskelentspannung (Progressive Relaxation PR) wurde 1924 von dem amerikanischen Arzt **Edmund Jacobson** ins Leben gerufen. Schon damals war sein Ansatz „ein systematisches Entspannungsverfahren für die Selbsthilfe“, dessen Dreh- und Angelpunkt die Willkür-Muskulatur unseres Körpers ist. Der Harvard-Absolvent konnte beweisen, dass durch Anspannung und Entspannung der Muskulatur sowohl eine physische, als auch eine mentale Entspannung erreicht wird, die eine Erholung des gesamten Organismus mit sich zieht.

**Positive Wirkungsweise der PME**

- Ruhige, gleichmäßige Atmung
- Muskeltonus entspannt sich
- Herzfrequenz senkt sich und das Herz wird entlastet
- Gefäßerweiterung und dadurch bessere Durchblutung
- Bessere Konzentrationsfähigkeit
- Verklebte Faszien (Bindegewebe) werden gelöst

## 5.2 Fantasiereise

### Einleitung

„Lege dich in einer angenehmen Position auf die Unterlage.
Die Beine sollten hüftbreit ausgestreckt sein.
Die Arme legst du locker seitlich an deinen Körper.
Die Hände sind geöffnet, sie sind ganz locker und entspannt.
Die Fußspitzen fallen locker nach außen.
Schließe deine Augen.
Spüre jetzt ganz bewusst den Boden unter dir.
Du liegst ganz schwer und entspannt auf dem Boden.
Fühle deinen Körper ganz bewusst und intensiv.
Du fühlst dich schwer, gelöst und ruhig.

Die Hände und Arme sind ganz schwer.
Der Nacken und die Schultern sind ganz schwer.
Die Füße und Beine sind ganz schwer.
Der Körper ist schwer.
Das Gesicht ist ganz entspannt und gelöst.
Du lässt los. Lass dich einfach fallen.
Spüre, wie sich die Bauchdecke mit jedem Atemzug hebt und wieder senkt.
Atme langsam und tief.
Fühle, wie der Körper beim Ausatmen loslässt und entspannt.
Spannung weicht jedem Atemzug.
Du bist ruhig und entspannt."

### „Urlaubsgefühle"

„In deiner Fantasie stehst du vor dem Tor einer alten Stadt.
Du schaust dir das Tor in aller Ruhe an.
Es ist sandsteinfarben und enthält Verzierungen.
Die Mittagssonne wärmt dich,
du spürst großes Wohlbefinden.

Du möchtest wissen, was sich hinter dem Tor befindet.
Du gehst hindurch.
Vor dir liegen nun mehrere Gassen,
du läufst langsam durch sie hindurch.
Du siehst alte Häuser – eine Kirche – eine Stadtmauer.
Alles wirkt durch den Schein der Sonne goldgelb.
Die Stadt strahlt eine große Ruhe aus.

Du fühlst dich wohl.
Um dich herum ist Stille, du hörst nur ein paar Vögel zwitschern.

Du schaust über eine Mauer und lässt deinen Blick in die Ferne schweifen.
Vor dir liegt das weite Panorama der Insel.
Du fühlst dich von dem endlosen Meer und dem glitzernden Strand angezogen
und machst dich auf den Weg dorthin.

Irgendetwas an diesem Strand ist anders, irgendwie fühlt sich alles anders an.
Du bist hier allein, der Strand gehört ganz allein dir.
Du legst dich auf den warmen, weißen Sand.
Du spürst, wie warm und weich sich der Sand unter dir anfühlt.
Du schaust in die endlose Ausdehnung des Himmels über dir.
Einige Möwen gleiten im Wind dahin.
Du bist im Einklang mit dir, in Harmonie mit der Natur
und du fühlst dich sehr gut.

Du schaust auf das Meer hinaus.
Das Wasser schillert türkisfarben und die Wellen plätschern leicht an den Strand.
In der Ferne siehst du Schiffe vorbeifahren.
Sie wirken winzig klein.
Die Sonne scheint.
Du spürst, wie sie deine Arme und Beine wärmt, deinen ganzen Körper.

Du fühlst dich gut.
Dein Atem geht ruhig und gleichmäßig.
Mit jedem Atemzug sinkst du noch weiter in den weichen, warmen Sand ein.
Du fühlst dich wohl und schwerelos.
Dein ganzer Körper ist gelöst und entspannt.
Du fühlst eine leichte, angenehme Brise.
Sie geht über deine Stirn, die Stirn ist kühl.

Du genießt den Tag. Alles ist ruhig. Nichts stört dich.
Du bist ruhig und entspannt.
Du träumst ein wenig weiter…“

## Rückholphase

„Es ist nun an der Zeit langsam zurückzukommen.
Lenke deine Aufmerksamkeit auf das Hier und Jetzt.
Atme tief ein und aus.
Spüre deine Finger und bewege sie langsam.
Spüre deine Arme und deine Beine.
Strecke und räkle dich wie eine Katze.
Spanne alle Muskeln des Körpers an und fühle dabei die Kraft und Energie in dir.
Strecke und räkle dich wie eine Katze.
Mach erst ganz allmählich deine Augen auf.
Fühle dich entspannt und ausgeruht.“

Quelle: Planet Senior

# 6 Interview mit Dr. Robert Schleip

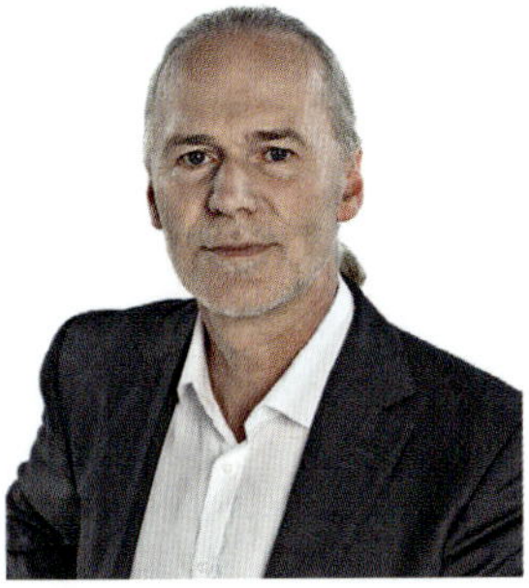

(Quelle: Mira Hampel)

Zur Person:
**Dr. Robert Schleip** ist Humanbiologe, Rolfer (siehe Kapitel 1.3), Diplom-Psychologe und Deutschlands führender Forscher auf dem Gebiet der Faszien. Als Wissenschaftler leitet er an der Universität Ulm seine eigene Forschungsgruppe und hält als Dozent Vorträge im Bereich Physiotherapie, Trainingswissenschaften und Osteopathie. In leitender Position unterhält er mit internationalen Wissenschaftlern und Therapeuten ein weltweites Netzwerk in der Erforschung des Bindegewebes. Darüber hinaus ist er mehrfacher Buchautor.

## 5 konkrete Fragen zum Faszientraining an Dr. Robert Schleip

**Was sind Faszien überhaupt?**
Darunter versteht man das kollagene, faserige Bindegewebe in unserem Körper. Faszien umhüllen jeden Muskel, jedes Organ und jede Bandstruktur und vernetzen so unseren ganzen Körper. Außerdem ist das Fasziengewebe unser wichtigstes Sinnesorgan, um unseren Körper wahrzunehmen. Je besser unsere Körperwahrnehmung ist, desto besser werden unsere Bewegungsabläufe. Außerdem haben wir weniger mit chronischen Rückenschmerzen zu kämpfen.

**Warum sollte man die Faszien trainieren?**
Wie man Faszien trainieren kann, weiß man erst seit ein paar Jahren. Man hat herausgefunden, dass bei vielen Überlastungsschäden das kollagene faserige Bindegewebe betroffen ist – wie zum Beispiel bei Sehnenrissen, Kapselrissen oder Bänderrissen. Und hier setzt das Faszientraining an, es muss eine gezielte Stimulation unseres Bindegewebes erfolgen, sodass die Faszien widerstandsfähiger und elastischer werden.

**Wie sollte man die Faszien trainieren?**
Ein- bis zweimal die Woche ist es sinnvoll, für ca. 10 Minuten ein Bindegewebstraining mit in sein Training einfließen zu lassen. Über die Jahre sind elastische federnde Bewegungen immer mehr in Vergessenheit geraten. Die Wichtigkeit dieser Bewegungen hat man beim Faszientraining wieder entdeckt. Neu ist allerdings, dass Studien beweisen, dass bei diesen elastischen, geschmeidigen und federnden Bewegungen die Muskeln nur minimal aktiv sind, aber das Bindegewebe sehr stark beteiligt wird.

**Was ist ein Unterschied zwischen Faszientraining zu Muskel- oder Kreislauftraining?**
Der Unterschied ist, dass Faszien auf Trainingsimpulse langsam ansprechen. Man sieht also nicht schon nach zwei bis drei Wochen eine Verbesserung, sondern erst nach etwa drei Monaten. Dafür ist es nachhaltiger als das Muskeltraining beziehungsweise Ausdauertraining, bei dem man schon nach einer Grippe einen enormen Leistungsabfall spürt.

**Stimmt es, dass oftmals nicht die Muskulatur, sondern die Faszien schuld an der Volkskrankheit Nr. 1, Rückenschmerzen, sind?**
Viele Weichteilschmerzen, so auch viele Arten von Rückenschmerzen, scheinen häufig von unseren Faszien zu kommen. Das Fasziengewebe ist ein Sinnesorgan und man spürt, ob der Schmerz aus dem Lenden- oder Brustbereich kommt. Oftmals beginnen dort die Faszien zu verfilzen und führen zu Verklebungen und Verwachsungen (Adhäsionen). So kann es sein, dass die Rückenfaszie nicht mehr so isoliert über die darunter liegenden Muskeln gleiten kann. Fakt ist, dass man unbeweglicher und steifer wird, die Wahrnehmung wird eingeschränkt und Schmerzen treten auf.

# Register

# Literatur

Bechheim, Yvonne: Gesundheitsbewusstes Krafttraining, Limpert Verlag 2014.
Planet Senior www.plantetsenior.de
Ringat, Heike: Funktionelle Gymnastik, 3. Auflage, Limpert Verlag 2011.
Schleip, Robert: Faszien-Fitness: Vital, elastisch, dynamisch in Alltag und Sport, Riva 2014.
Schwind, Peter: Faszien Gewebe des Lebens, München 2014.

# Die Autorin

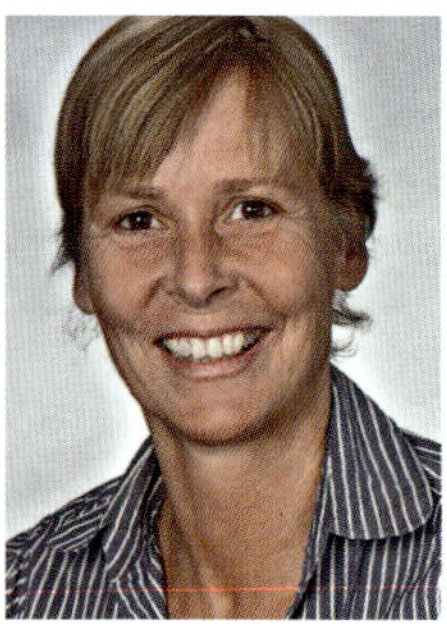

**Yvonne Bechheim** ist Diplom-Sportlehrerin und Leiterin des Reha- und Gesundheitssport Erding e.V. Bevor Sie 2012 nach Bayern zog, war sie lange als Sportlehrerin am Gymnasium tätig. Außerdem arbeitete sie als Kader-Trainerin, Ausbilderin und Referentin für den Badischen Leichtathletik-Verband. Für Ihre Arbeit erhielt sie mehrere Preise, u. a. den Toto-Lotto-Sportjugend-Förderpreis, den Preis für ein innovatives Projekt mit Modellcharakter und das E.ON Förderparket „Energie für den Sport".
Ihre aktuellen Arbeitsschwerpunkte sind Prävention und Rehabilitation für alle Altersklassen. Sie erstellt Präventionskonzepte, die mit innovativen Trainingsmethoden leicht in den Übungsbetrieb umgesetzt werden können. Außerdem erscheinen regelmäßig entsprechende Beiträge in diversen Fachzeitschriften und Blogs.